がんを自分で治したい人のセルフケア実践ノート

薬学博士・がん統合医療コーディネーター
野本篤志＝監修

プレジデント社

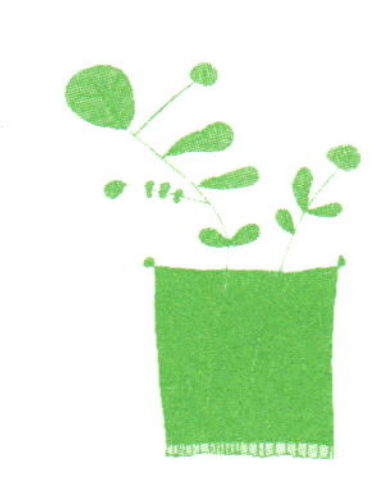

Self
Care
Notebook

目次

Chapter.3 実践編

はじめに

私の母は36年間の長きにわたり、「乳がん」「胆管がん」「胃がん」「肝臓がん」という4つのがんを経験しました。彼女は自分の治る力を信じ、わたしたち家族と協力し3つのがんを克服していきました。

4つ目の肝臓がんは、最初の乳がん手術時の輸血で感染したC型肝炎が40年近くたって悪化し、肝硬変から移行したもので、これが原因で母は今から6年前、77歳で亡くなりました。しかし、亡くなる10日くらい前まで実の妹と近所のデパートに車椅子で買い物に行ったりして元気に過ごし、苦しんだのは最後の1週間くらいだけでした。36年間の長い闘病生活といっても、そのほとんどの時間を元気に活動し、天寿を全うした生き方だったと思います。

最初の2つのがんは手術で腫瘍を摘出しましたが、それ以外3大療法（手術、抗がん剤、放射線療法）は一切受けずに自分の力でがんを克服していった母の姿を身近に見ながら、私は「がんは他人に治してもらうものではなく、自分で治すものなのだ」と強く確信しました。

それまで「薬で病気は治せる」と信じて大手製薬会社の研究開発部門の第一線で活躍していた私は、この確信を私たちと同じようにがんで苦しんでいる患者さんとその家族に知ってもらいたいと思い、9年前に行動を起こしました。会社を退職してNPO法人を設立し、同じ年に患者とその家族の会（ラポールの会）を立ち上げて、多くの患者さんに寄り添い、その声を聞きながらサポートを続けてきました。

そのなかで何人もの人が自分の力でがんを克服していく姿を目の当たりにして「人はだれでも生まれながらにして治る力（自然治癒力）を持っていて、その力を最大限に発揮できればがんを克服することはできる」という一番大切なことを知りました。

この大切なことをもっと多くの患者さんと家族に伝えたいと思い、『がんが自然に消えていくセルフケア―毎日の生活で簡単にできる20の実践法』（現代書林）と『家族のケアでがんは消える―患者を生還に導く48の智恵』（遊タイム出版）という2冊の本を出版しました。

私が1作目の本を出版した年に、近藤誠先生の『がん放置療法のすすめ—患者150人の証言』（文春新書）が出版されベストセラーになりましたが、それを機にがんの3大療法の限界や課題が浮き彫りになりました。

私の2作目の本とほぼ同時期に、アメリカの研究者、ケリー・ターナーさんの『がんが自然に治る生き方—余命宣告から「劇的な寛解」に至った人たちが実践している9つのこと』（プレジデント社）が出版されました。この本によって3大療法に頼らずに、自分の力で重篤ながんから劇的に生還した人が世界中にたくさんいることを、多くの患者さんとその家族が知るに至りました。こうした人たちが増えるにつれ、私のところにも全国からたくさんの相談のメールや電話が来るようになりました。

がんと闘っている多くの患者さんの声を直に聞いて強く感じるのは、「1人ひとりがんになった原因は千差万別であり、その1人ひとりに合ったセルフケアがある」ということでした。

ケリー・ターナーさんの本には治った人の体験談とセルフケアの方法が数多く掲載されていますが、宗教や文化の違いから、たとえば「スピリチュアル」「エネルギー療法」「瞑想」などの異質な単語に戸惑いを覚え、「日本で具体的に日常生活にどう応用したらいいのかわからない」と感じる人もいます。日本人が書いたセルフケアの本は、私の本も含めて数多く出版されていますが、「いったい自分に合ったセルフケアはどの方法なのか」「どのようにそのセルフケアを日々の生活に具体的に取り入れたらよいかわからない」と思っている人が多いのではないでしょうか。この本はそんな課題を解決するためつくった日記帳のような書き込み式の実践ノートです。患者さん1人ひとりが、自分に合ったセルフケアを見つけて、計画を立て、毎日実行できるように様々な工夫を施しました。

この本は、「データ編」「基礎編」「実践編」の3部で構成されています。第1部の「データ編」は、ご自身のがんの病歴と治療歴、これまで取り組んできたセルフケアや代替療法について1カ所にまとめていただき、保管、一覧できるようにつくられています。ご自身でこれまでの取り組みを振り返ったり、専門家に相談するときに持参して見てもらったり、ご自身で説明するときにも便利だと思います。

第２部の「基礎編」では、セルフケアを実践するうえで必要な土台づくりをしていきます。まず、「なぜ自分はがんを克服したいのか」という目的とゴールを明確にして、セルフケアを実践するモチベーションを高めます。次に３つのステップからなる「がんの成り立ち」を理解しながら、チェックシートを使って「自分はなぜがんになったのか」「がんを克服する上で自分の強みと自分の弱みは何か」について考えます。それらの作業を通じて浮かび上がってきた、自分に必要なセルフケアについて、優先順位づけをした上で、無理のないペースで実践できる週間スケジュールをご自分で立てます。

第３部の「実践編」では、自分が選んだセルフケアを手軽に継続できるようにわかりやすくその実践方法を解説しています。「ワークシート」や「週間メモ」に記入しながら、セルフケアを実践できるようになっています。

実際に治っている人が存在するにもかかわらず、いまだにがんには「不治の病」というマイナスのイメージがつきまとっています。でもがんを克服した人たちは、決して「なぜ自分はがんなんかになってしまったんだろう」「再発したらどうしよう」という後ろ向きな感情を抱いて生きてはいません。彼らに共通しているのは、「がんの体験を通して、様々な気づきやいろいろな人との出会いを経験し、がんに罹る前よりも充実した人生を送ることができるようになった」という「感謝」の気持ちです。東洋の思想に「病は恵みである」というものがあります。まさに、がんは、「あなたの生き方を変えなさい」という自然からの愛あるメッセージなのです。がんという病気をあなたがどう捉えるかで、その後の人生が180度変わるということをよく理解して、ご自身に合ったセルフケアを見つけ、継続して取り組んでください。この本を道しるべにして、１人でも多くの方が「がんは他人に治してもらうのではなく、自分で治るものなのだ」と実感し、がんを克服していってほしいと願っています。

Chapter.1

がんセルフケア実践ノート

データ編

あなたの病気、治療、セルフケアについて、
これまでの経緯を書いてまとめておきましょう。
専門家のアドバイスを受けるときには、
このまとめを見せて説明すると便利です。

あなたのがんの記録をつくりましょう

〈まとめの表〉

	原発巣（部位）	転移（部位）	再発（部位）
年　月　日			
年　月　日			
年　月　日			
年　月　日			
年　月　日			
年　月　日			

〈初発の診断〉

見つかった経緯	
医療機関	
担当医師	
診断方法	□生検・細胞診　□ CT　□ MRI　□超音波 □ PET　□レントゲン　□その他（　　　　　　）
診断名	
診断日	
ステージ	Ⅰ　・　Ⅱ　・　Ⅲ　・　Ⅳ　期
悪性度	高　・　中　・　低
腫瘍マーカー値	
腫瘍マーカー値	
腫瘍マーカー値	

診断時の資料を貼って保存しておいてください

〈治療の記録〉

	年　月　日	年　月　日
手術		
放射線		
抗がん剤 Ⅰ		
抗がん剤 Ⅱ		
その他の治療 Ⅰ		
その他の治療 Ⅱ		

（足りないときはこのページをコピーして補充してください）

診断時の資料を貼って保存しておいてください

〈再発・転移の診断の記録〉

見つかった経緯	
医療機関	
担当医師	
診断方法	□生検・細胞診　□CT　□MRI　□超音波 □PET　□レントゲン □その他（　　　　　　　　　）
診断名	(1) (2) (3) (4)
診断日	(1) (2) (3) (4)
ステージ	(1)　Ⅰ・Ⅱ・Ⅲ・Ⅳ　期 (2)　Ⅰ・Ⅱ・Ⅲ・Ⅳ　期 (3)　Ⅰ・Ⅱ・Ⅲ・Ⅳ　期 (4)　Ⅰ・Ⅱ・Ⅲ・Ⅳ　期
悪性度	(1)　高・中・低 (2)　高・中・低 (3)　高・中・低 (4)　高・中・低
腫瘍マーカー値	
腫瘍マーカー値	
腫瘍マーカー値	

診断時の資料を貼って保存しておいてください

〈治療の記録〉

	年　　月　　日	年　　月　　日
手術		
放射線		
抗がん剤 Ⅰ		
抗がん剤 Ⅱ		
その他の治療 Ⅰ		
その他の治療 Ⅱ		

（足りないときはこのページをコピーして補充してください）

診断時の資料を貼って保存しておいてください

あなたがこれまで健康のために取り組んできたことを書き出しましょう

食事に関すること		
サプリメント健康食品など		
運動に関すること		
心のケアに関すること		
その他のセルフケア		
その他の代替療法		

Chapter.2

がんセルフケア実践ノート

基礎編

がんが発生するメカニズムについて知りましょう。
自分ががんになった理由を分析し、
セルフケアの優先順位を決めて、
実践のためのスケジュールを組みます。

がんを克服したら何をしたいですか？

下記の空欄に記入してみてください。具体的にイメージしやすいように過去に撮った写真や雑誌などから切り抜いた写真などを貼ってもいいでしょう。

例 もう一度、満開の桜の下で花見をしたい。
家族で富士五湖にもう一度行きたい。
長女の結婚式に出たい。

前のページに書いたことを実現するために、
『**自分自身の力で必ずがんを克服し、人生を全うする！**』とここで
決意し、自分の言葉で決意表明を書きましょう。

ご家族もご一緒に考えてみてください。

ここまでのページはコピーして手元に置き、必ず毎日見るようにしてください。もしくは、目につくところ（冷蔵庫の扉など）に貼ってください。
そして、毎日声に出して自分に言い聞かせるようにしましょう。

COLUMN

歌手で俳優の加山雄三（1937年生まれ）さんは、1970年事業の失敗で23億円の多額の借金を背負い、1Kのアパートで新婚生活をスタートしました。

彼は借金を返し、もう一度大好きな船を手に入れるために、自分で設計した船の設計図をベッドの上の天井に貼って、夜寝る前と起きたときに「よし、絶対頑張るぞ!! 俺はできるんだ!!」と声に出して、念仏のように唱えていたという話をテレビでされていました。

この方法は、脳医学的にも潜在意識の活用効果ということで、古くから知られている自己実現手法です。

最初は照れくさいかもしれませんが、元気な加山雄三さんの顔を思い出して、試してみましょう。

本書の基本的な考え方

病気を治すのはあくまでもあなた自身です。もちろん、医師や薬の力を借りても構いません。でも、それはあくまでも「自分の治る力を高めるために利用している」と考えてください。

「どんなときも、どんな状況にあっても自分の中にある自然治癒力を最大限に高めれば必ず病気は治るんだ」という強い意志と信念を持って毎日のセルフケアに取り組んでください。

改善すべき点を見つけたときには、「それを攻略することががんを克服する近道なんだ」と考え、常に前向きな気持ちで、じっくりセルフケアに取り組んでください。

セルフケアを効率的に実践していく道筋

まず、がんの成り立ちについてわかりやすく図解で説明します。それを理解したうえで、「自分はなぜがんになったのか」を考えてみてください。

次に、がんの成り立ちとセルフケアの関係について説明します。それを読んだうえで、これからあなたが重点的に実践していくセルフケアの優先順位をご自身で決めてください。

優先順位の高い順からセルフケアを始めていきましょう。1週間単位で予定を組み、プログラムに従ってセルフケアを実践してください。

「がんの成り立ち」を理解しましょう

ステップ1 発現（イニシエーション）

●がんの発生に関わる放射線や**活性酸素、発がん物質**によって、正常細胞の遺伝子が傷つけられ、異常な**がん遺伝子**に変化します。

●遺伝子の損傷は1日8万カ所にもおよび、**がん遺伝子**を持った細胞は「がん細胞の芽」と呼ばれ、健康な人の体内でも1日に数千個つくられています。

健康な人の体内でも1日数千の「がん細胞の芽」がつくられる

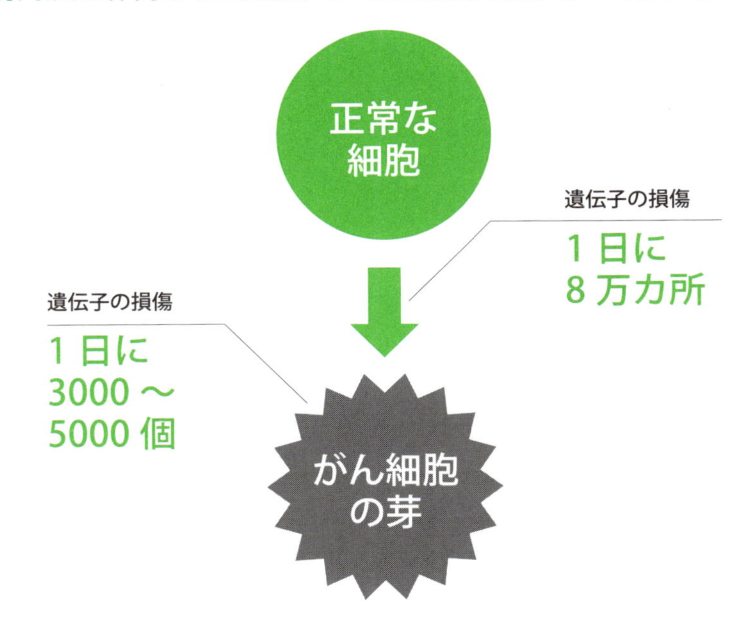

〈ステップ1〉と あなたの生活習慣

関連度をチェックしてみましょう

- □ コンビニやファミレスをよく利用する
- □ 冷凍食品や加工食品をよく使う
- □ 何種類も薬を飲んでいる
- □ 自分か家族がたばこを吸っている
- □ 水道水をそのまま飲んでいる
- □ あまり野菜を食べない
- □ 野菜は有機野菜を選んでいない
- □ ストレスのかかる生活をしている

チェックした項目があなたの生活習慣の改善点です。

自分ががんになった原因と思われることをできるだけ具体的に書き出してみてください。

ステップ2 促進（プロモーション）

- 1日に数千個つくられる**がん細胞の芽**は、私たちが生まれつき持っている**遺伝子防衛力**と**免疫力**によって毎日きちんと**消去**されます。

- 私たちの体にある約60兆個の細胞すべてには、**がん抑制遺伝子（代表がp－53遺伝子）**があり、遺伝子に修復可能な浅い傷ができるとp－53遺伝子が働いてがんの芽を**正常な細胞**に戻します。（次ページ上の図：❶）

- 遺伝子についた傷が深く、修復が不可能と判断されると、p－53遺伝子が働いてがんの芽は自殺して**自ら消滅（アポトーシス）**します。（次ページ上の図：❷）

- また、私たちの体内をパトロールしている**免疫細胞**ががんの芽を見つけて**消去**します（**ネクローシス**）。（次ページ上の図：❸）

- ところが、何らかの影響でこれらの働きが低下し、その状態が継続するとがん細胞の芽が消去されず残ってしまいます。

- p－53遺伝子のスイッチを切り、**遺伝子防衛力**を低下させる主な原因は**ストレス**です。

- 免疫力を低下させる主な原因は、**ストレス、低体温、腸内環境の悪化（悪玉菌の繁殖）**などです。

「がん細胞の芽」を消去する仕組み

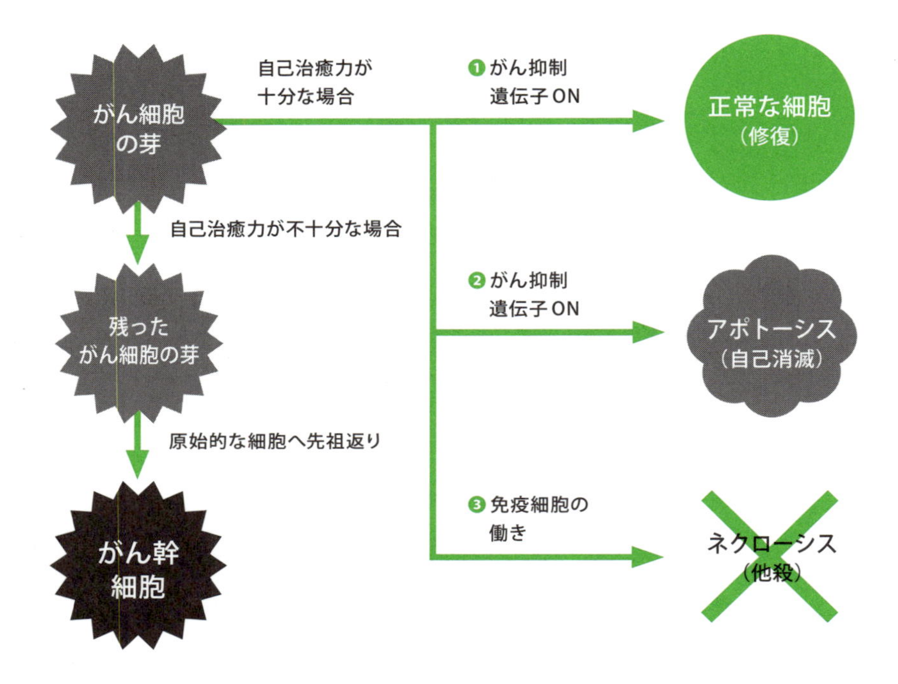

生活習慣で「がん細胞の芽」は減らせる

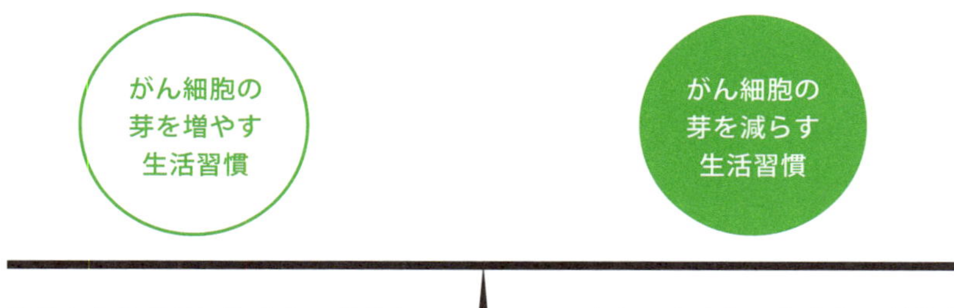

- ストレスの多い生き方・考え方
- 体を冷やす生活習慣
- 腸の悪玉菌を増やす食生活
- 食品添加物入りの加工品
- 農薬を使った野菜
- 医薬品の多用・喫煙の習慣

- ストレスの少ない生き方・考え方
- 体を温める生活習慣
- 腸の善玉菌を増やす食生活
- 自然素材を使った手料理
- 無農薬野菜
- 医薬品を控える・禁煙の習慣

〈ステップ 2〉とあなたの生活習慣
関連度をチェックしてみましょう

- □ 体が冷える
- □ 疲れがとれない
- □ 食欲がない
- □ 毎日お通じがない（便秘気味である）
- □ なかなか寝つけない
- □ 朝なかなか起きられない
- □「～ねばならない」と考えるクセがある
- □ 心配性のほうである

チェックした項目があなたの生活習慣の改善点です。

自分ががんになった原因と思われることをできるだけ具体的に書き出してみてください。

ステップ3 増殖（プログレッション）

●がん発生プロセスの第2段階（促進）で残ったがん細胞の芽が、**低酸素・低温状態**に長期間さらされると、エネルギー産生の形態が、酸素を必要とする**ミトコンドリア系**から酸素を必要としない**解糖系**へシフトして**原始的な細胞**へ先祖返りが起こり、がん細胞の親玉である**がん幹細胞**へと変化します。

●がん幹細胞から生まれた子供のがん細胞は、**p－53 遺伝子**のスイッチが切れている状態で、無限・無秩序に増殖を始めることになります。

●**ミトコンドリア系**から**解糖系**への変化は、細胞の中から外へナトリウムをくみ出し、外から中へカリウムをとり入れる**ミネラルポンプ**（酵素でできている）が、**低体温、ミネラル不足、過剰な塩分摂取**などで働きが弱まり、細胞内にナトリウムがたまることがきっかけで起こります。

●また、ポンプにエネルギー（ATP）を送る働きをする**ミトコンドリア**もたくさんの酵素で動いているので、細胞内にナトリウムがたまったり、**低体温、ミネラル・酸素不足、酵素の浪費**などでうまく働かなくなってしまうと、さらにミネラルポンプの働きを弱めるという悪循環に陥ります。

●このスパイラルの引き金の1つは食生活を中心とした生活習慣の乱れによる**ミネラルバランスの破綻**と考えられています。

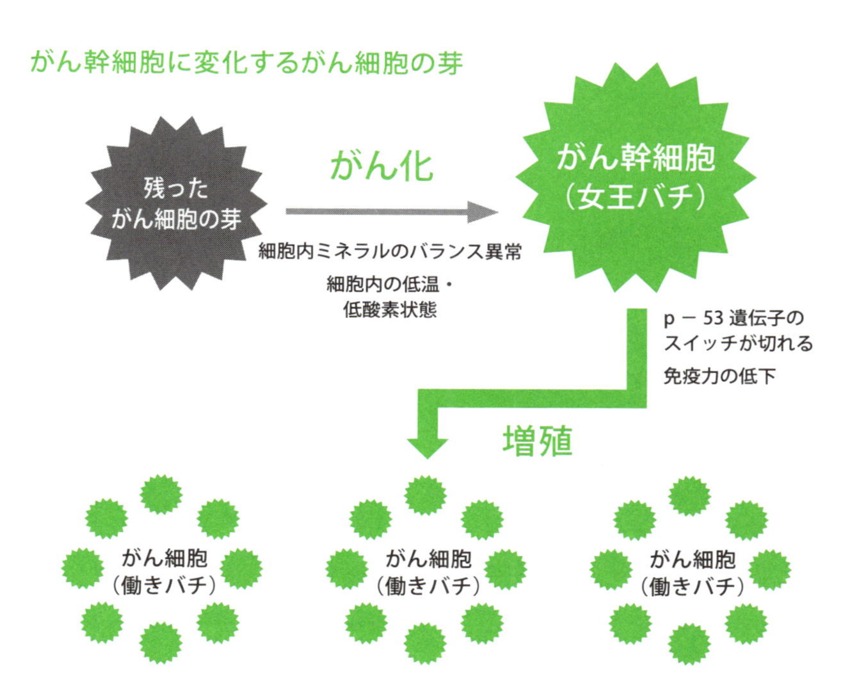

生活習慣の乱れがナトリウム・カリウムポンプの能力低下をもたらす

Na ナトリウムイオン（細胞の中に入りやすい） K カリウムイオン（細胞の中に入りにくい）

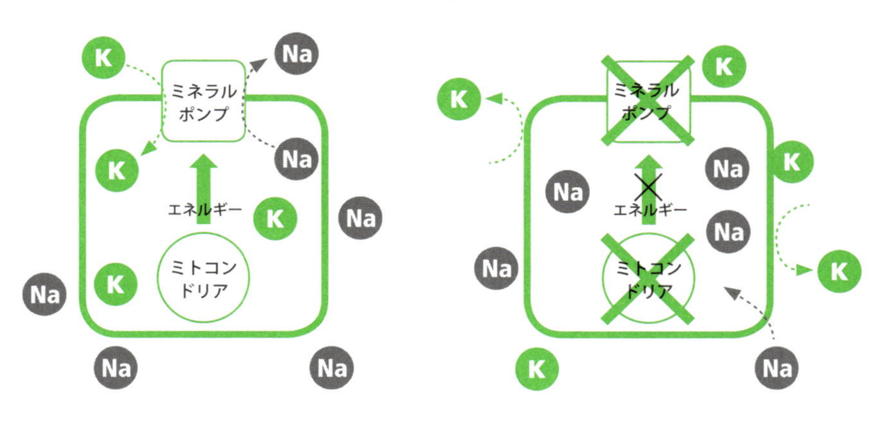

正常な細胞
（ミネラルポンプがナトリウムを
外にくみ出しカリウムを中にとり入れる）

がん細胞
（ミネラルポンプが働かないので
カリウムが中に入れずナトリウムがたまる）

〈ステップ3〉とあなたの生活習慣
関連度をチェックしてみましょう

- □ 体温が低い（36℃以下）
- □ 運動不足である
- □ 呼吸が浅い
- □ 塩分を気にしていない
- □ 主食は白米である
- □ あまり野菜を食べない
- □ 手料理より加工食品をよく食べる
- □ 普通に肉を食べる

チェックした項目があなたの生活習慣の改善点です。

自分ががんになった原因と思われることをできるだけ具体的に書き出してみてください。

番外編 発症後のがんについて知っておくべきこと

- がん細胞の唯一の栄養源（餌）は**ブドウ糖**です。

- がんの転移には、**活性酸素**と**炎症**が関係していると言われています。

- 化学療法（抗がん剤）や放射線治療により発生する**活性酸素**は、**免疫力の低下（骨髄抑制）**を引き起こしたり、種々の**副作用や炎症の原因**になります。

- がんが、酸素を使わない呼吸である解糖系を使ってエネルギーを得たとき、**多量の乳酸**が排出されますが、乳酸が体内にたまると**慢性的な炎症状態**になります。

- できたがん腫瘍を抑え込むには、セルフケアを実践し、生き方や考え方を見直して、免疫力や遺伝子防衛力がきちんと働く**がんになりにくい体質**に変わることが大切です。

- **がんになりやすい体質**を**がんになりにくい体質**に変えるには時間がかかります。したがって、進行がん（再発・転移がん）の方は、何らかの方法で進行を食い止めながら（いわゆる時間稼ぎをしながら）セルフケアを実践し、がんになりにくい体質に変えていく必要があります。

セルフケア実践の優先順位を決定し スケジュール表を作成しましょう

Ⅰ. まず「セルフケア実践表」をつくりましょう

1「セルフケア実践表」の**セルフケアの実践項目**を読んで、自分ができていればチェックボックスに☑を入れてください。

2 不明な点があれば、「参照するページ」を読んで、「セルフケアの項目」を十分理解したうえで、できているかどうかを判断してください。

3 すべての項目に対して**1** **2**がすんだら、**☑を入れた項目**に、マジックペンやマーカーペンで横線を引いてください。

4 横線を引かなかった項目について、実践するための**優先順位**を書いてください。

4

〈記載例〉　セルフケア実践表

1

2

記載例

優先順位		セルフケアの実践項目	がんの成り立ち	参照するページ
8	□	❶正しい姿勢・正しい生活パターンで暮らす	ステップ 3	40
9	□	❷正しい呼吸法を身につける	ステップ 3	45
	☑	❸加工食品、インスタント食品、レトルト食品はできるだけ食べない	ステップ 1と3と番外	47
1	□	❹1日2食は玄米を食べる	ステップ 1と3と番外	51
3	□	❺効率よく減塩に取り組む	ステップ 3	55
6	□	❻ジュース、すりおろしで新鮮な生の野菜と果物を十分に摂る	ステップ 1と3と番外	59
	☑	❼がんの餌になりにくい（GI 値が低い）食材を満遍なく食べる	ステップ 1と3と番外	66
2	□	❽体に良いタンパク質と油を選んで摂る	ステップ 2と3	74
	☑	❾腸管免疫の強化に取り組む	ステップ 2と番外	77
7	□	❿体を温める生活習慣、体を動かす生活習慣をつける	ステップ 3	81
	☑	⓫自分のストレス気質を理解し、自己管理する	ステップ 1～3と番外	86
4	□	⓬気持ちが前向きになる方法を身につける	ステップ 2と番外	97
5	□	⓭再発・転移がんには先進医療なども検討する	ステップ 番外	103

3

あなたのセルフケア実践表

優先順位		セルフケアの実践項目	がんの成り立ち	参照するページ
	□	❶正しい姿勢・正しい生活パターンで暮らす	ステップ 3	40
	□	❷正しい呼吸法を身につける	ステップ 3	45
	□	❸加工食品、インスタント食品、レトルト食品はできるだけ食べない	ステップ 1と3と番外	47
	□	❹1日2食は玄米を食べる	ステップ 1と3と番外	51
	□	❺効率よく減塩に取り組む	ステップ 3	55
	□	❻ジュース、すりおろしで新鮮な生の野菜と果物を十分に摂る	ステップ 1と3と番外	59
	□	❼がんの餌になりにくい（GI値が低い）食材を満遍なく食べる	ステップ 1と3と番外	66
	□	❽体に良いタンパク質と油を選んで摂る	ステップ 2と3	74
	□	❾腸管免疫の強化に取り組む	ステップ 2と番外	77
	□	❿体を温める生活習慣、体を動かす生活習慣をつける	ステップ 3	81
	□	⓫自分のストレス気質を理解し、自己管理する	ステップ 1～3と番外	86
	□	⓬気持ちが前向きになる方法を身につける	ステップ 2と番外	97
	□	⓭再発・転移がんには先進医療なども検討する	ステップ 番外	103

Ⅱ. 次に「セルフケアスケジュール表」を完成させます

1『セルフケアスケジュール表』の**「実践予定項目」**の欄に、**優先順位の高い順**に、セルフケア実践項目の番号を鉛筆で記載してください。

2 全13項目のうちとりあえず、**優先順位の高い８項目**ができるようになる目標でスケジュールを組み、**決して無理のないペースで**実践してください。

3 毎週進捗を確認し、**「達成項目」**の欄に、実際に達成できたセルフケア項目の番号を記載すると同時に、『セルフケア実践表』に☑を入れ、横線を引いてください。

4 予定どおり実践できなかった項目があれば、それ以降のスケジュール表を消しゴムと鉛筆を使って書き直してください。

〈記載例〉 セルフケアスケジュール表

記載例

	第１週 （7/1～7/7）	第２週 （7/8～7/14）	第３週 （7/15～7/21）	第４週 （7/22～7/28）
実践予定項目	4	4 8	5 12	5 12
達成項目	なし	4		

	第５週 （7/29～8/4）	第６週 （8/5～8/11）	第７週 （8/12～8/18）	第８週 （8/19～8/25）
実践予定項目	13 6	13 6	10 1	10 1
達成項目				

あなたのセルフケアスケジュール表

	第1週 （ / ～ / ）	第2週 （ / ～ / ）	第3週 （ / ～ / ）	第4週 （ / ～ / ）
実践予定項目				
達成項目				

	第5週 （ / ～ / ）	第6週 （ / ～ / ）	第7週 （ / ～ / ）	第8週 （ / ～ / ）
実践予定項目				
達成項目				

	第9週 （ / ～ / ）	第10週 （ / ～ / ）	第11週 （ / ～ / ）	第12週 （ / ～ / ）
実践予定項目				
達成項目				

	第13週 （ / ～ / ）	第14週 （ / ～ / ）	第15週 （ / ～ / ）	第16週 （ / ～ / ）
実践予定項目				
達成項目				

セルフケアの実践項目

❶ 正しい姿勢・正しい生活パターンで暮らす
❷ 正しい呼吸法を身につける
❸ 加工食品、インスタント食品、レトルト食品はできるだけ食べない
❹ 1日2食は玄米を食べる
❺ 徹底した減塩に取り組む
❻ ジュース・すりおろしで新鮮な生の野菜と果物を十分に摂る
❼ がんの餌になりにくい（GI値が低い）食材を満遍なく食べる
❽ 体に良いタンパク質と油を選んで摂る
❾ 腸管免疫の強化に取り組む
❿ 体を温める生活習慣、体を動かす生活習慣をつける
⓫ 自分のストレス気質を理解し、自己管理する
⓬ 気持ちが前向きになる方法を身につける
⓭ 再発・転移がんには先進医療なども検討する

	第17週 （ / ～ / ）	第18週 （ / ～ / ）	第19週 （ / ～ / ）	第20週 （ / ～ / ）
実践予定項目				
達成項目				

	第21週 （ / ～ / ）	第22週 （ / ～ / ）	第23週 （ / ～ / ）	第24週 （ / ～ / ）
実践予定項目				
達成項目				

あなたのセルフケアスケジュール表

	第 25 週 （ / ～ / ）	第 26 週 （ / ～ / ）	第 27 週 （ / ～ / ）	第 28 週 （ / ～ / ）
実践予定項目				
達成項目				

	第 29 週 （ / ～ / ）	第 30 週 （ / ～ / ）	第 31 週 （ / ～ / ）	第 32 週 （ / ～ / ）
実践予定項目				
達成項目				

	第 33 週 （ / ～ / ）	第 34 週 （ / ～ / ）	第 35 週 （ / ～ / ）	第 36 週 （ / ～ / ）
実践予定項目				
達成項目				

	第 37 週 （ / ～ / ）	第 38 週 （ / ～ / ）	第 39 週 （ / ～ / ）	第 40 週 （ / ～ / ）
実践予定項目				
達成項目				

Chapter.3

がんセルフケア実践ノート

実践編

実践スケジュールにもとづいて、
自分に合ったセルフケアを行います。
1週間の変化を記録しながら無理なく続けることを
心がけましょう。

実践その1 正しい姿勢・正しい生活パターンで暮らす

〈正しい姿勢〉

正しい姿勢を維持することによって**胸郭が拡張し**、肺に酸素が十分に取り込まれます。細胞の隅々にまで酸素が行き渡るようになり、**ミトコンドリアの機能が回復**して、がん細胞のエネルギー産生の形態を異常な「酸素を必要としない解糖系の呼吸」から、正常な「酸素を必要とするミトコンドリア系の呼吸」へ戻します。

次項の〈実践その2〉では、正しい呼吸法について述べますが、正しい姿勢あってこその正しい呼吸です。姿勢と呼吸はセットで取り組んでください。

キーワード：低酸素状態　酸素不足

実践してみよう！

〈正しい姿勢〉

- 下記のイラストのように、ふだん前かがみになっている人は、胸郭が狭く、酸素を十分に取り込めません。
- **背骨の真上に頭蓋骨がボールのようにのっていて、重力でもボールが落ちないイメージ**で姿勢を保ちましょう。胸郭が広がり、酸素が十分取り込めるようになります。

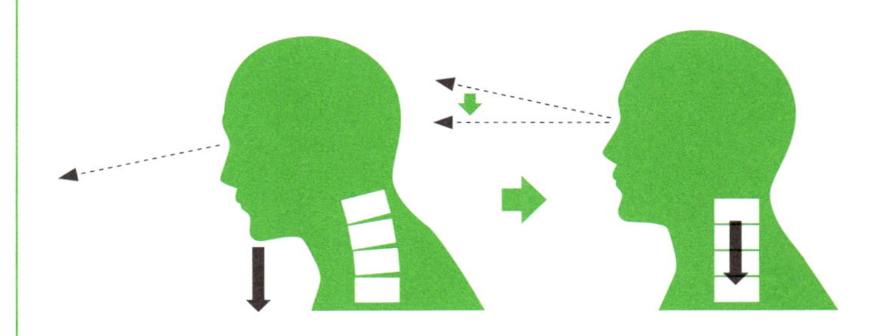

- このとき少し目線が上に向くかもしれませんが、頭は動かさずに目線だけ正面に戻しましょう。
- 背骨の上に頭蓋骨がのって落ちないイメージがつくりにくい方は、首の後ろにバネがあって、**頭蓋骨が前倒しになりそうになるとバネで後ろに引っ張られるイメージ**を思い浮かべてみましょう。同時に、別のバネで左右の肩甲骨が真ん中に引き寄せられるイメージをするといいでしょう。

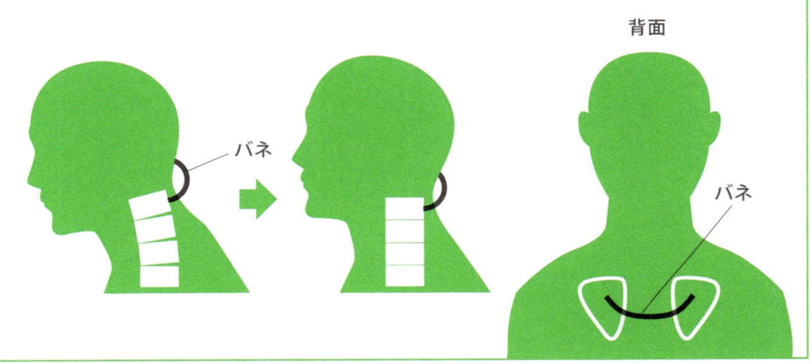

〈正しい生活パターン〉

人間には体内（細胞内）の状態を**正常に保つための仕組み（ホメオスタシス）**が備わっています。ホメオスタシスは、**免疫系、自律神経系、ホルモン系**の3つでできています。生活パターンの乱れが続くと、ホメオスタシスのバランスが崩れて病気になるのです。したがって健康を取り戻す第一歩として、生活パターンを正して**免疫系・自律神経系・ホルモン系**のバランスを元どおりにし、病気になりにくい体質をつくりましょう。主に自律神経系の乱れが原因の**不定愁訴の軽減や消失**にも役立ちます。

キーワード：免疫細胞　ストレス

実践してみよう！

〈正しい生活パターン〉

- 朝は同じ時間に早起きして20分間朝日を浴びる
  （朝日は体内時計を24時間にリセットする）
- 朝起きて1時間以内に朝食を食べる
- 1日2食または3食同じ時間に食べ、間食はしない
- よく噛んで時間をかけて食べる
- 夜は遅くとも11時には寝る（同じ時間に寝る）
- 寝る1時間前には、パソコンやテレビで頭を使わない
- 寝る3時間前からは食べない

上記を読んで、あなたの生活パターンを決めてください。

1週間続けてみて、右ページの表の空欄にできたら○、できなかったら×をつけて、×が多かったら1週間後に見直して、もう1週間続けてみてください。

〈1週間目〉

		月	火	水	木	金	土	日
起床	時							
朝食	時							
散歩	時							
昼食	時							
夕食	時							
就寝	時							

〈2週間目〉

		月	火	水	木	金	土	日
起床	時							
朝食	時							
散歩	時							
昼食	時							
夕食	時							
就寝	時							

〈3週間目〉

		月	火	水	木	金	土	日
起床	時							
朝食	時							
散歩	時							
昼食	時							
夕食	時							
就寝	時							

〈4週間目〉

		月	火	水	木	金	土	日
起床	時							
朝食	時							
散歩	時							
昼食	時							
夕食	時							
就寝	時							

週間メモ（1週間の進捗管理にご利用ください）

今週の目標	1日目 （　/　）	2日目 （　/　）	3日目 （　/　）

4日目 （　/　）	5日目 （　/　）	6日目 （　/　）	7日目 （　/　）

今週できたこと	今週できなかったこと	来週の抱負

（足りないときはこのページをコピーして補充してください）

実践その2　正しい呼吸法を身につける

〈正しい呼吸法〉

呼吸をすることによって肺に酸素が十分に取り込まれます。細胞の隅々にまで酸素が行き渡り、**ミトコンドリアの機能が回復**して、がん細胞のエネルギー産生の形態を異常な「酸素を必要としない解糖系の呼吸」から、正常な「酸素を必要とするミトコンドリア系の呼吸」へ戻します。

また、ゆっくりと深い呼吸を心がけると、交感神経（ストレス）優位だった自律神経の状態が、副交感神経（リラックス）優位の状態に変わります。副交感神経は、がんと闘う白血球であるリンパ球を増やす働きがあるため、免疫力が高まります。

〈実践その1〉の正しい姿勢で行ってください。

キーワード：低酸素状態　酸素不足　ストレス　免疫力

実践してみよう！

❶床に座っても、椅子に座っても構いません。楽な姿勢をとり、軽く目を閉じてください。
❷頭の中で自分自身に向けて穏やかに「吐いて～」とつぶやきながら、時間をかけてゆっくりと口から息を吐き切ります。
❸吐き切った後で、少しだけ自分に向かってにっこりしてみてください。
❹次に頭の中で自分自身に向けて穏やかに「吸って～」とつぶやきながら吐く時間の半分程度で鼻から息を吸ってください。
❺この動作を5～10分続けます。慣れたら、目を開けたまま、立ったままでもいいので、気がついたときにこの呼吸法を実践してください。

週間メモ（1週間の進捗管理にご利用ください）

今週の目標	1日目 （　/　）	2日目 （　/　）	3日目 （　/　）
4日目 （　/　）	5日目 （　/　）	6日目 （　/　）	7日目 （　/　）

今週できたこと	今週できなかったこと	来週の抱負

（足りないときはこのページをコピーして補充してください）

実践その3 加工食品、インスタント食品、レトルト食品はできるだけ食べない

加工食品とは、長期に保存できるように熱を加えたり保存料を加えたりした食品、すなわち缶詰やハム・ソーセージ、冷凍食品、レトルト食品、インスタント食品、フリーズドライ食品などです。加工食品には、**保存料をはじめとする食品添加物**が多く含まれています（私たちは食品添加物を**1年間で4kg**も摂取していると言われています）。食品添加物は体に不必要なため、**肝臓や腎臓で解毒**して排泄されますが、その際**大量の活性酸素**が発生します。活性酸素は、遺伝子を傷つけて**発がんの原因**になります。また、発がん後には**転移や慢性炎症の原因**としてがんの増悪に関わってきます。

キーワード：遺伝子損傷　がん細胞の芽　転移　活性酸素と炎症

さらに、これらの食品はすべて加熱処理されているので、酵素や水溶性ビタミンは失活しており**栄養価が低く、代謝酵素**を浪費することになり、細胞を正常な状態に保つために大切な役割を果たす**ミネラルポンプやミトコンドリアの働きを阻害**します。

キーワード：ミネラルポンプ　ミトコンドリア　酵素の浪費

実践してみよう！

〈裏側の成分表示を見るクセをつける〉

- 成分含量の多い順番に表示されています。
- 下記のように「～剤」やカタカナ・アルファベットで書かれた聞き慣れない成分が入っている食品を買うのは避けましょう。

例：しゃきしゃきレタスサンド

材料５種、調味料（アミノ酸）、**乳化剤（アルギン酸エステル、増粘多糖類）**、**pH 調整剤**、**酸化防止剤**、VC、**発色剤（亜硝酸Na）**、カロチノイド色素、クチナシ色素、香料

例：とり五目おむすび

材料６種、醤油ダレ、**チキンブイヨン**、液糖、植物油脂、**チキンオイル**、だし、調味料（アミノ酸等）、**pH 調整剤**、**グリシン**

〈下記の成分の入った食品は食べない〉

身近に潜む食品添加物の危険

❶動物実験で発がんが確認されたもの

BHA（酸化防止剤）、アスパルテーム（甘味料）、
サッカリン（甘味料）、OPP・TBZ・DP（防カビ剤）

❷遺伝毒性（生殖体遺伝）が確認されたもの

デヒドロ酢酸塩・安息香酸（合成保存剤）、
BHT（酸化防止剤）、コチニール（着色料）

❸発がん性のため外国では使用が禁止されているもの

青色 1、2、緑色 3、赤色 3、104、105、106 号

❹相乗毒性で発がん物質ができるもの

ソルビン酸（合成保存料）＋亜硝酸塩（発色剤）
二級アミン（魚由来）＋亜硝酸塩（発色剤）

※亜硝酸塩は促成野菜（葉物）でも大量に蓄積
参考：『安全な食べものたしかな暮らし 食品添加物編』（安全食品連絡会編著、三一新書）

週間メモ（1週間の進捗管理にご利用ください）

1週間の食事のなかで、あなたが食べた加工食品を書き出してみてください。第1週目と比べて第2週目に食べる加工食品の品目を減らすように努力しましょう。

第 1 週目

	朝食	昼食	夕食
月曜日（　/　）			
火曜日（　/　）			
水曜日（　/　）			
木曜日（　/　）			
金曜日（　/　）			
土曜日（　/　）			
日曜日（　/　）			

第 2 週目

	朝食	昼食	夕食
月曜日（　/　）			
火曜日（　/　）			
水曜日（　/　）			
木曜日（　/　）			
金曜日（　/　）			
土曜日（　/　）			
日曜日（　/　）			

（足りないときはこのページをコピーして補充してください）

週間メモ（1週間の進捗管理にご利用ください）

今週の目標	1日目 （　/　）	2日目 （　/　）	3日目 （　/　）

4日目 （　/　）	5日目 （　/　）	6日目 （　/　）	7日目 （　/　）

今週できたこと	今週できなかったこと	来週の抱負

（足りないときはこのページをコピーして補充してください）

実践その4　1日2食は玄米を食べる

玄米は、**完全栄養食品**です。稲代（いなしろ）に玄米をまくと芽が出て1本の稲にまで成長します。そのくらい強い生命力を内に秘めています。

具体的には、**ミネラルポンプやミトコンドリアを回復**するためのビタミンやミネラル、**腸にいる善玉菌の餌**になる食物繊維、**活性酸素を消去**するフィチン酸、**自律神経（ストレス）の改善作用**があるオリザノール、**癒しの栄養成分**ギャバなどが、白米に比べて豊富に含まれています（**発芽玄米**になるとさらに栄養価が高くなります）。

実際にがんが治った**124名のうち約8割**の人が玄米菜食を実践していたという報告があります（NPO法人ガンの患者学研究所）。

キーワード：活性酸素　がん細胞の芽　ストレス
腸内環境の悪化　ミネラルポンプ　ミトコンドリア
活性酸素と炎症

実践してみよう！

〈おすすめは発芽酵素玄米〉

- 特におすすめするのは、❶自動的に玄米を発芽させて、❷高温・高圧でふっくら炊き、❸そのまま長期間熟成できる「発芽酵素玄米炊飯」です。
- 「発芽酵素玄米炊飯」で炊いたご飯には以下のようなメリットがあります。

(1) 圧力釜と違って**簡単**に炊けて、温かいまま**長期保存**できる
(2) 発芽させた玄米なので、普通の玄米に比べてさらに**栄養価が高く、血糖が上がりにくい**
(3) 玄米に比べて**食感**がよく（お赤飯に近い）、**消化吸収もよい**
(4) 長期間置くほど**熟成**して美味しさが増す

栄養素	白米	玄米	発芽酵素玄米	発芽酵素玄米／玄米
ギャバ（※1）	1.6mg	16mg	22mg	1.4倍
イノシトール（※2）	11mg	111.4mg	149mg	1.3倍
オリザノール（※3）	0mg	10mg	26.9mg	2.7倍
フィチン酸（※4）	41mg	240mg	542mg	2.3倍
カルシウム	5mg	9mg	10mg	1.1倍
食物繊維	0.5mg	3.0mg	3.2mg	1.1倍
血糖の上がりやすさ（GI値）	84	58	51	0.88倍

（※1）抗不安作用、脳代謝機能亢進など
（※2）肥満や脂肪肝の予防など
（※3）自律神経失調症の予防など
（※4）抗酸化作用、抗がん作用など
参考：小冊子『漫画でよくわかる！ 発芽したての玄米ごはんが炊ける炊飯器』（株）ジーエムピージャパン発行

● 発芽酵素玄米、市販の発芽玄米、自然に発芽させた玄米の比較

発芽酵素玄米	市販の発芽玄米	自然に発芽させた玄米
手間がかからず、発芽したての自然な玄米がすぐ炊ける。	発芽後成長を止める人工的処理をしている。高価である。	温度管理が難しく腐りやすい。手間がかかる。

実践してみよう！

〈発芽酵素玄米を炊いてみよう！〉

❶まず専用の炊飯器を用意してください。
ご家庭に発芽機能付きの炊飯器がない方は、
インターネットで「発芽玄米」「高圧炊飯」という
キーワードで検索して購入しましょう。

❷４合炊きの場合です。
普通の玄米を２合、もち米の玄米を1.5合、
小豆と雑穀のミックス0.5合をお釜に入れて、
３回水で研ぎます（もち米の玄米はインターネット通販サイトで購入できます）。玄米はできるだけ有機栽培のものを選んでください。

❸水は４合の目盛りより若干多めに入れてください。
お好みにより塩を少々入れるとさらに美味しくなります。

❹発芽時間６時間（または炊飯器の指定する時間）に設定して、「玄米・発芽」ボタン（又は炊飯器の指定するボタン）を押して炊いてください。

❺夜仕込んでおくと翌朝炊けています。

❻炊いて３日目くらいから熟成して美味しくなります。
夏でも１週間以上保温のまま美味しく食べられます。

❼理想は、朝食と夕食を玄米に、昼食は主食を抜くかおそばなどにして軽めに摂ることです。

週間メモ（1週間の進捗管理にご利用ください）

今週の目標	1日目 (　/　)	2日目 (　/　)	3日目 (　/　)
4日目 (　/　)	5日目 (　/　)	6日目 (　/　)	7日目 (　/　)

今週できたこと	今週できなかったこと	来週の抱負

（足りないときはこのページをコピーして補充してください）

実践その5 効率よく減塩に取り組む

がん細胞の芽が、本物のがん細胞（がん幹細胞）に変わるとき、細胞内外のミネラルバランスが大きく変化します。すなわち**正常細胞**では、**細胞内にはカリウム、細胞外にはナトリウム**が多く分布しているのに対して、**がん細胞**や分裂が激しい胎児細胞では、**細胞内にはナトリウム、細胞外にはカリウム**が多く分布しています。

このバランスを是正するために、

❶ **徹底した減塩をして細胞内にナトリウムが過剰に取り込まれないようにする。**

❷ カリウムの多い食物を食べて細胞内にカリウムを取り込むようにする。

❸ ミネラルポンプの働きを改善してナトリウムを細胞の外に、カリウムを細胞の中に入りやすくする。

の３つの方法をとることが大切です。

生活習慣の乱れがナトリウム・カリウムポンプの能力低下をもたらす

Na ナトリウムイオン（細胞の中に入りやすい）　K カリウムイオン（細胞の中に入りにくい）

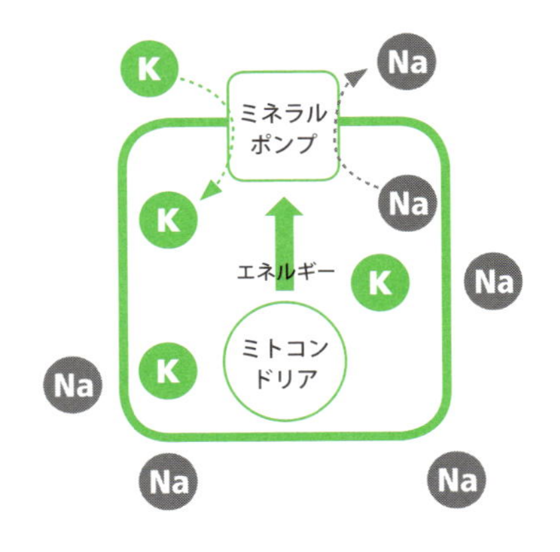

正常な細胞

（ミネラルポンプがナトリウムを
外にくみ出しカリウムを中にとり入れる）

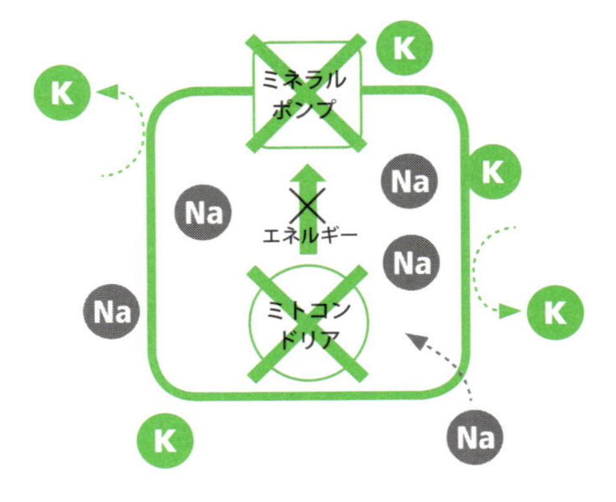

がん細胞

（ミネラルポンプが働かないので
カリウムが中に入れずナトリウムがたまる）

実践してみよう！

〈菊いもの助けを借りて効率よく減塩する〉

- がん患者の食事療法として有名なゲルソン療法は調味料を全く摂らない無塩食です。
- 無塩食は確かに効果的ですが、味気なく、家族と別メニューの料理をつくらなくてはなりません。
- **菊いも**には**大量のカリウム**が含まれています。カリウムは血中の**ナトリウムを尿から排泄させる作用**があります。

野菜・果物中のカリウム含量（100グラム当たり）

食材名	生菊いも	乾燥菊いも	小松菜	人参	バナナ
カリウム量	630mg	2100mg	500mg	280mg	360mg

出典：日本食品標準成分表、www.yaconcha.com

- 1日の食塩摂取量を**4.5gに抑える**とともに、**食事中に菊いも茶を飲用する**と効率的な減塩を実践できます。（ただし、腎臓の機能が低下しているなど、高カリウム食を制限されている方は、始める前に医師に相談するようにしてください）。

〈実際に炊いてみよう！〉

● 食材には1日約1.5gの塩分が含まれていると言われています。1日の食塩摂取量を4.5gに抑えるために、**調味料で使う食塩量は1日3g以内にしましょう。**

● 下記の表は1グラムの塩分が含まれる調味料の分量です。この表を目安に**1食あたりの調味料を1g以内に加減**してください。

1グラムの食塩が含まれる調味料の分量（小さじあたり）

調味料	塩	粉末スープ	醤油	減塩醤油	めんつゆ
	0.2杯	0.8杯	1.1杯	2杯	2杯
調味料	味噌	減塩味噌	中濃ソース	ウスターソース	ケチャップ
	1.4杯	3.3杯	0.3杯	2杯	5杯

〈楽に減塩をする工夫〉

❶ **酢**（玄米酢がよい）や柑橘（レモンやかぼす、酢だちなど）の**果汁**を減塩醤油や減塩味噌と合わせて使う。

❷ **香味野菜**（しそ、しょうが、みょうが、にんにく、とうがらし、わけぎ、ねぎなど）と調味料を合わせて使う。

❸ だしを使う。

おすすめは化学調味料・保存料無添加の**茅乃舎だし**です。良質の5種類のだし（かつお節、煮干し、焼きあご、うるめいわし節、昆布）の粉末（1袋8g）で料理のだしを取るほか、材料直接にふりかけて使ってみてもいいでしょう。食塩量は**1袋1.06g（減塩だしは1袋0.49g）**に抑えられています。

週間メモ（1週間の進捗管理にご利用ください）

今週の目標	1日目 （　/　）	2日目 （　/　）	3日目 （　/　）
4日目 （　/　）	5日目 （　/　）	6日目 （　/　）	7日目 （　/　）

今週できたこと	今週できなかったこと	来週の抱負

（足りないときはこのページをコピーして補充してください）

実践その6

ジュース、すりおろしで新鮮な生の野菜と果物を十分に摂る

大量の人参ベースのジュースを飲むメリットは、次の５つです。

❶大量のビタミンＣを摂取して、**活性酸素**を消去する。

キーワード：活性酸素　がん細胞の芽　活性酸素と炎症

❷大量の**ビタミンやミネラル**を摂取して**代謝酵素を活性化**し、ミネラルポンプやミトコンドリアの働きを改善する。

❸大量の**消化酵素**を摂ることにより**代謝酵素の浪費**を抑え、ミネラルポンプやミトコンドリアの働きを改善する。

❹大量の**カリウム**を摂取することにより、**細胞内にカリウムを補給**して、細胞内外のミネラル（ナトリウムとカリウム）のバランスを正常化する。

キーワード：ミネラルポンプ　ミトコンドリア　酵素の浪費

❺大量の**βカロテン**を摂ることにより、細胞を**未分化（悪性）**の状態から**分化（良性）**の状態に導く。

キーワード：原始的な細胞への先祖返り　がん幹細胞

実践してみよう！

〈人参ジュースは適量を摂りましょう〉

ゲルソン療法では、人参をベースにしたジュースを１日に２～３リットル飲むことを勧めています。そのメリットは前ページで示したとおりですが、下記のようなデメリットもあります。

❶体が冷えてしまう
❷血糖が上がってしまう（人参のGI値［P66参照］は高めです）
❸手間と時間がかかる
❹お腹いっぱいになり、ほかのものが食べられなくなる

そこで、以下の食材を併用することにより、**人参ベースのジュースを１リットル以内に抑えても同程度の効果が得られる**レシピを紹介します。自分に合った組み合わせを選んで実践してみてください。身体が冷える人は50℃の湯で湯せんして温めてから飲むようにしてください（50℃までは酵素タンパクは変性しません）。

《人参をベースにしたジュース》

- 最初に人参を搾り、レモン汁を加えてから、果物（りんご、キウイなど）、青菜（小松菜、青梗菜、京菜、キャベツなど）の順に搾って飲みます。
- できればミネラル豊富な**有機野菜を選ぶ**ようにしてください。
- 葉物野菜は15～20秒、果物は２～３分、人参などの根菜は５～６分、あらかじめ50℃のお湯に漬けてからよく乾かした後で、ポリ袋に入れて冷蔵庫野菜室で保存すると下記の効果があるのでぜひ試してください。

❶ヒートショックの刺激によって気孔が開き、細胞中に水分が取り込まれて劣化を促進させる酸化物が減るので、みずみずしさが戻り、長期間鮮度のよい状態を保てる
❷渋味や苦味が減り、甘味や旨味が増す

❸ 雑菌が大幅に減る
❹ 水では落ちにくい汚れや残留農薬を落とすことができる

《菊いも茶》

- 人参ジュースの代わりに**カリウムを補給**できます。

※詳細は、〈実践その5〉を参照ください。

《野菜のすりおろし》

- 人参ジュースの代わりに**消化酵素を補給**できます。
- 大根、人参、山芋、きゅうり、セロリ、りんごなどをすりおろして茶碗1杯ほど食べます。

《植物ミネラル》

- 有機栽培でない野菜（促成野菜）は、ミネラル分が昔の野菜の約10分の1と極端に不足しています。
- 植物ミネラルとは、古代の地上植物や海洋植物（海藻や植物プランクトン）が地下に堆積している地層から抽出した液体で、**数十種類のミネラル分がバランスよく、かつ吸収されやすい形（小分子）**で含まれています。

《シーバックソーンジュース》

- モンゴル草原などほかの植物は育たない過酷な環境下に自生している野生の植物シーバックソーン（モンゴル名：チャチャルガン、中国名：サジー、英語名・シーベリー）の黄金色の果実からつくられるジュース。
- シーバックソーンには、ビタミンE（ほうれん草の3.5倍）、βカロテン（人参の18倍）をはじめ、295種類のビタミン、ミネラル、アミノ酸、ポリフェノールなどの豊富な栄養成分がバランスよく含まれており、強力な活性酸素消去能を有しています。

《ホールフードネクター》

- ホールフードネクターは10種類以上の無農薬の果物や野菜を皮や種などを除かず丸ごと使ったネクターです。
- 天然のビタミン（12種類）やミネラル（世界3大長寿地域ビルカバンバの天然水のミネラル成分）はもちろん、フラボノイド、レスベラトロール、アントシアニン、キトサン、プロアントシアニンなどのファイトケミカルや生きた酵素がそのまま含まれており、他のフルーツ・野菜ジュースに比較して非常に高い活性酸素消去能を有しています（下記のグラフは活性酸素消去能の高さを示すORAC値の比較です）。

ホールフードネクターの抗酸化力（他のフルーツジュースとの比較）

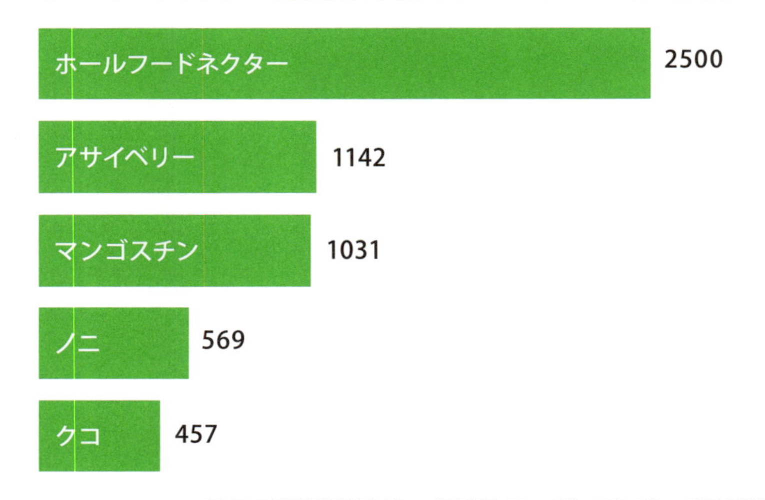

ORAC：活性酸素吸収測定方法　測定容量：30cc　出典：ラウンズウィック研究所資料

《黒にんにく》

- 生にんにくを一定の湿度と温度で約1カ月熟成させると自家発酵して、プルーンのような甘味と酸味を持つ黒にんにくに変わります（ほぼ無臭です）。
- 生にんにくは、1990年代アメリカ国立がん研究所で発表された「デザイナーフーズ」において、「最もがん予防に有効な食材である」と評価されています（デザイナーフーズに関しては〈実践その7〉で詳細に説明します）。
- 黒にんにくは、生にんにくに比べて**抗酸化力**は**約28倍**もあり、NK細胞活性（免疫活性）を有する有効成分である**S-アリルシステイン量**が**約4倍**増えることが確認されています。

各自に合ったレシピを実践してみよう！

〈ケースその1〉

仕事をしている方や高齢の方、体調が悪いのに自分でジュースをつくらなければいけない方向けのレシピ

	毎食前	毎食事中	就寝前
市販の人参ベースジュース	各300cc（注1）		
植物ミネラル（注2）	各大匙1杯		
シーバックソーンまたはホールフードネクター（注2）	朝夕各40cc		
菊いも茶		各湯のみ1杯	
野菜のすりおろし（注3）	ご飯茶碗1杯		
黒にんにく			1～2片

（注1）体が冷える方は、1回200ccから始めて、徐々に量を増やしていってください。
（注2）人参ベースジュースに加えて飲んでください。（注3）1日2回（朝・夕食前）でも構いません。

各自に合ったレシピを実践してみよう！

〈ケースその2〉

自分でジュースを搾ることはできるが、有機の野菜が手に入らない方のレシピ

	毎食前	毎食事中	就寝前
促成栽培の人参ベースジュース	各300cc（注1）		
植物ミネラル（注2）	各大匙1杯		
シーバックソーンまたは ホールフードネクター（注2）	朝夕各30cc		
菊いも茶		各湯のみ1杯	
野菜のすりおろし（注3）	ご飯茶碗1杯		
黒にんにく			1～2片

（注1）体が冷える方は、1回200ccからはじめて、徐々に量を増やしていってください。
（注2）人参ベースジュースに加えて飲んでください。（注3）1日2回（朝・夕食前）でも構いません。

〈ケースその3〉

自分でジュースを搾ることもできるし、有機の野菜も手に入る方のレシピ

	毎食前	毎食事中	就寝前
有機栽培の人参ベースジュース	各300cc（注1）		
植物ミネラル（注2）			
チャチャルジュースまたは ホールフードネクター（注2）	朝夕各20cc		
菊いも茶		各湯のみ1杯	
野菜のすりおろし（注3）	ご飯茶碗1杯		
黒にんにく			1～2片

（注1）体が冷える方は、1回200ccから始めて、徐々に量を増やしていってください。
（注2）人参ベースジュースに加えて飲んでください。（注3）1日2回（朝・夕食前）でも構いません。

週間メモ（1週間の進捗管理にご利用ください）

今週の目標	1日目 （　/　）	2日目 （　/　）	3日目 （　/　）
4日目 （　/　）	**5日目 （　/　）**	**6日目 （　/　）**	**7日目 （　/　）**

今週できたこと	今週できなかったこと	来週の抱負

（足りないときはこのページをコピーして補充してください）

実践その7　がんの餌になりにくい（GI値が低い）食材を満遍なく食べる

代謝酵素を活性化して、ミネラルポンプやミトコンドリアの働きを改善するためには、様々な食材から**ビタミンやミネラルを満遍なく摂る**ことが大切です。また、発がんや、転移・炎症の原因になる**活性酸素を消去**するためには、**様々な食材からポリフェノールなどの抗酸化成分を満遍なく摂る**必要があります。

食材を選ぶ際には、**急激に血糖の上がりにくい食材**を選ぶようにしてください。がん細胞の唯一の栄養源はブドウ糖だからです。

ブドウ糖を与えないことは、がん細胞を「**兵糧攻め**」にしていることになります。血糖の上がりやすさは**GI値**（グリセミック・インデックス）という指標でわかります。

GI値とは、一番上がるブドウ糖を摂取したときの血糖上昇を100としたときのそれぞれの食材の相対的な血糖の上がりやすさで、できるだけ**55以下の食材**を選ぶよう心がけましょう。

各表のGI値を色別しました。**緑の数字**は血糖が上がりやすい食材なので**できるだけ避けてください。**

> **キーワード：ミネラルポンプ　ミトコンドリア**
> **酵素の浪費　活性酸素　がん細胞の芽　活性酸素と炎症　ブドウ糖**

実践してみよう！

〈デザイナーフーズを意識しましょう〉

1990年代アメリカ国立がん研究所で研究され、**「がん予防に有効性があると考えられる食品」**として発表された図です。ピラミッドの上にある食品ほど効果が高いと言われています。

デザイナーフーズプログラム
重要度、がん抑制効果のある食品
にんにく、
キャベツ、大豆、
生姜、人参、セロリ等
たまねぎ、お茶、全粒小麦、
玄米、柑橘類、なす、トマト、
ピーマン、ブロッコリー、
カリフラワー等
メロン、ハーブ（バジル、オレガノ、
ローズマリー、タイム、セージ等）、
きゅうり、じゃがいも、ベリー類等
1990年代に
アメリカ国立がん
研究所が作成

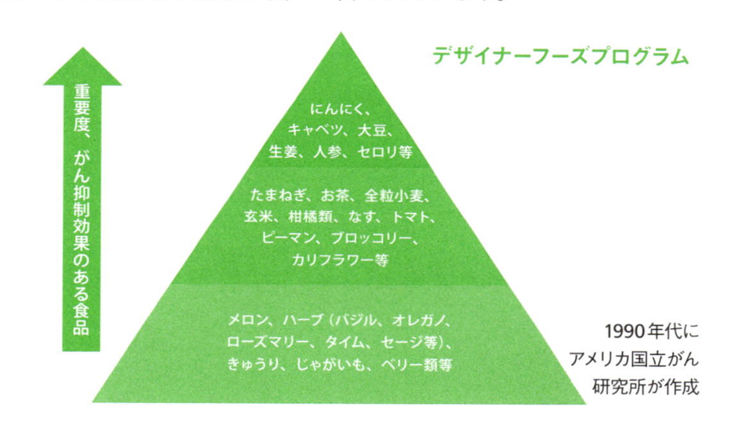

〈玄米＋「ま・ご・わ・や・さ・し・い」で解説します〉

玄米とその他の食材を、**ま**（豆類）**ご**（ごまなどのナッツ類）**わ**（わかめなどの海藻類）**や**（野菜・果物類）**さ**（魚類）**し**（しいたけなどのキノコ類）**い**（いも類）に分けて解説します。

《玄米》

玄米は**デザイナーフーズ**の2段目に分類されています。**GI値でも栄養価でも白米＜玄米＜発芽玄米**であることは、すでに〈実践その4〉でお話ししたとおりです。

主食	白米	玄米	そば	発芽玄米
GI値	84	56	54	51
主食	食パン	うどん	全粒粉パン	全粒粉パスタ
GI値	91	85	50	50

実践してみよう！

《豆類》

●豆類は、**良質なタンパク質**と**抗酸化成分のビタミンE**などが豊富でGI値も低く血糖値も上がりにくい食べ物です。

●特に**大豆**は、乳がん、子宮がんを予防する成分**（イソフラボン）**が含まれており、**デザイナーフーズ**の最上位にランクされています。

●**豆乳**や**納豆**、**豆腐**などは毎日食べるようにしましょう。

豆類	小豆	枝豆	そら豆	大豆
GI値	54	30	30	30
加工品	油揚げ	豆腐	納豆	豆乳
GI値	43	42	33	23

《ナッツ類》

●木の実は、食物繊維やミネラル、**抗酸化成分のビタミンE**などが豊富でGI値も低く血糖値も上がりにくい食べ物です。

●**ごま**には、**セサミンやリグナン**などの抗酸化成分が含まれており、鉄やカルシウムも豊富です。

●**くるみ**には、**オメガ6脂肪酸とオメガ3脂肪酸**が4：1と理想的なバランスで不飽和脂肪酸が含まれています。

ナッツ類	カシューナッツ	ピーナッツ	ピスタチオ
GI値	34	28	18
加工品	アーモンド	ごま	くるみ
GI値	30	20	18

《海藻類》

●海藻類は、マグネシウム、カルシウム、ヨウ素、亜鉛などの**ミネラルが豊富**で、GI値も低く血糖値も上がりにくい食べ物です。

●特にミトコンドリアや赤血球の材料になる**鉄分**は、**あおのり**と**ひじき**に多く含まれています。

●**もずく**や**めかぶ**のヌルヌル成分である**フコイダン**には、腸管に働いて免疫力を上げる働きがあります。

海藻類	あおのり	ひじき	焼きのり
GI値	16	19	15
鉄	75	55	11
海藻類	わかめ	こんぶ	もずく
GI値	16	17	12
鉄	6	3	1

《野菜・果物類》

●野菜と果物には、抗酸化成分の**ビタミンC**や**ポリフェノール**、血中ナトリウムを排泄する作用がある**カリウム**などが豊富に含まれています。

●**デザイナーフーズ**にも多数の品名が掲載されています。
最上段：**にんにく、キャベツ、生姜、人参、セロリ**　2段目：たまねぎ、柑橘類（オレンジ、レモン、グレープフルーツ）、なす科（トマト、なす、ピーマン）、アブラナ科（ブロッコリー、カリフラワー）　最下段：メロン、きゅうり、ベリー

●ただし、人参のように意外と**血糖値が上がりやすい（GI値が高い）野菜や果物もある**ので、そのような野菜・果物は、摂り過ぎないように注意が必要です。

実践してみよう！

野菜類	人参	とうもろこし	にんにく	たまねぎ
GI 値	80	70	49	30
野菜類	トマト	キャベツ	大根	ブロッコリー
GI 値	30	26	26	25
野菜類	セロリ	キュウリ	小松菜	ほうれん草
GI 値	24	23	23	15
果物類	パイナップル	バナナ	ぶどう	メロン
GI 値	65	55	50	41
果物類	柿	りんご	キウイ	レモン
GI 値	37	36	35	32

《魚類》

- **背の青い魚**には**炎症や血栓を抑制する EPA** が含まれているので、なるべく生で食べるようにしましょう。
- **マグロ**などの大型の魚にも炎症や血栓を抑制する DHA が含まれていますが、**発がん性のある水銀**に汚染されているものが多いので控えましょう。
- 魚類の GI 値は全体的に低めです。

魚介類	鮎	アジ	甘エビ	イワシ
GI 値	41	40	40	40
魚介類	カツオ	鮭	サンマ	マグロ
GI 値	40	40	40	40

《キノコ類》

- 血糖が上がる心配がなく、ビタミンや食物繊維も豊富です。
- 最近**がんの予防効果**で注目されている**ビタミン D** は特に**きくらげ**に多く、**免疫力を高める β グルカン**も豊富です。

キノコ類	生しいたけ	干ししいたけ	舞茸
GI 値	28	38	不明
ビタミン D	2.1 μ g	16.8 μ g	3.4 μ g
βグルカン	27.8g	不明	21.5g
キノコ類	ひらたけ	しめじ	きくらげ
GI 値	不明	27	26
ビタミン D	1.1 μ g	4.0 μ g	435 μ g
βグルカン	17.1g	15.1g	不明

《いも類》

●ビタミン、ミネラル、食物繊維が豊富ですが、血糖値を上げる傾向が強いので**食べ過ぎに注意**してください。

芋類	じゃがいも	やまいも	さといも	さつまいも
GI 値	90	65	64	55
食物繊維	1.6g	2.3g	2.3g	2.3g
食品	納豆	玄米	人参	レタス
食物繊維	6.7g	3.0g	2.5g	1.1g

《甘味料》

●**オリゴ糖**と**アガベシロップ、みりん、ココナッツシュガー**はGI 値が比較的低いので、料理にうまく取り入れましょう。

甘味料	白糖	黒砂糖	はちみつ	メープルシロップ
GI 値	109	99	88	73
甘味料	ココナッツ シュガー	アガベシロップ	みりん	オリゴ糖
GI 値	35	25	16	10

出典：永田孝行氏作成「食品ＧＩ値一覧表」、日本食品標準成分表（鉄、ビタミンD、食物繊維）、http://kenkou-tabemono.info/ （βグルカン）

あなたは１日に「ま・ご・わ・や・さ・し・い」の食品をどれだけ取り入れていますか。下記の表に毎日の食材を書き出してみましょう。できるだけ食材の種類を増やすように献立を工夫してください。

食材	1日目	2日目	3日目
ま（豆類）			
ご（ナッツ類）			
わ（海藻類）			
や(野菜・果物類)			
さ（魚類）			
し（キノコ類）			
い（いも類）			

食材	4日目	5日目	6日目
ま（豆類）			
ご（ナッツ類）			
わ（海藻類）			
や(野菜・果物類)			
さ（魚類）			
し（キノコ類）			
い（いも類）			

週間メモ（1週間の進捗管理にご利用ください）

今週の目標	1日目 （　/　）	2日目 （　/　）	3日目 （　/　）
4日目 （　/　）	5日目 （　/　）	6日目 （　/　）	7日目 （　/　）

今週できたこと	今週できなかったこと	来週の抱負

（足りないときはこのページをコピーして補充してください）

実践その8 体に良いタンパク質と油を選んで摂る

〈動物性タンパク質を制限する〉

動物性タンパク質が悪影響を与える理由は次の3つです。

(1) 腸内の**悪玉菌**が増えて**腸管免疫を低下**させるため大腸がんのリスクが増加することもわかっています（詳細は〈実践その9〉を参照）。

(2) タンパク質の消化酵素を大量に消費するため**代謝酵素が浪費**され、ミネラルポンプやミトコンドリアの機能が低下する。

(3) アミノ酸が代謝されたときに生じるアンモニアを解毒するために**肝臓や腎臓に負担**がかかる。

〈良い油と悪い油〉

スーパーなどで**市販されている食用油**の主な成分は**リノール酸**ですが、この脂肪酸には、**炎症や血栓を促進する**性質があります。一方、**魚の油**の成分（EPA、DHA）や**アマニ油、エゴマ油**の成分（αリノレン酸）には、**炎症や血栓を抑制する**性質があります。この2種類の油は、体内でアクセルとブレーキの役割を果たしていますが、今の食生活では、アクセル役の油（リノール酸）は過剰でブレーキ役の油（EPA、DHA、αリノレン酸）が不足しています。

ノーベル賞を2度受賞したライナス・ポーリング博士が設立したアメリカのライナス・ポーリング研究所での動物実験では、遺伝子操作でがんになりやすいネズミ100匹ずつにそれぞれ1年間異なる油を飲ませ続けた結果、普通の食用油を飲ませたネズミでは約6割が発がんしたのに対して、魚の油やアマニ油を飲ませたネズミでは1割未満でした。

実践してみよう！

〈大豆タンパク中心の食生活へ〉

● アミノ酸スコア（必須アミノ酸の配合量の理想的なパターンを 100 として各食品を比較）を下記に記載します。

	豚肉	鶏肉	鶏卵	牛乳	鶏肝臓
アミノ酸スコア	100	100	100	100	100
	アジ	イワシ	木綿豆腐	豆乳	玄米
アミノ酸スコア	100	100	82	86	68

出典：http ://www.chiffonya.com/shop/kouza/titokudata_6.htm

● **大豆製品と玄米は、他の食品よりスコアは低いですが、大豆製品と玄米を同時に摂る**と、お互いに不足しているアミノ酸を補うことができます。

● 大豆製品と玄米を中心にして、鶏肉（ササミ、胸肉、肝臓）、鶏卵、背の青い魚（生食）を**適量摂って良質なタンパク質**（腸や肝臓、腎臓にできるだけ負担をかけないタンパク質）**を補給**しましょう。

● 乳牛にホルモン剤や抗生物質を使っている生産者もいるので、**牛乳は飲まずに、豆乳で代用**しましょう。

〈使って良い油、悪い油〉

食べてはいけない油	**トランス脂肪酸** （マーガリン、ショートニング）
避けるべき油	**動物性脂肪、市販の食用油** （サラダ油、てんぷら油）
積極的に摂るべき油	**加熱用** （ココナッツ油、オリーブ油） **非加熱用** （アマニ油、エゴマ油、しそ油）

週間メモ（1週間の進捗管理にご利用ください）

今週の目標	1日目 （　／　）	2日目 （　／　）	3日目 （　／　）
4日目 （　／　）	5日目 （　／　）	6日目 （　／　）	7日目 （　／　）

今週できたこと	今週できなかったこと	来週の抱負

（足りないときはこのページをコピーして補充してください）

実践その9 腸管免疫の強化に取り組む（善玉菌とその餌になる水溶性植物繊維の補給）

腸管の真下（パウエル板）には、がんと闘う**リンパ球の7割が集まっている**と言われています。もし腸内に善玉菌が優位に繁殖しているならば、**善玉菌からリンパ球の増殖を刺激する因子が放出**されるので、リンパ球は数が増えて**免疫力は向上**します。

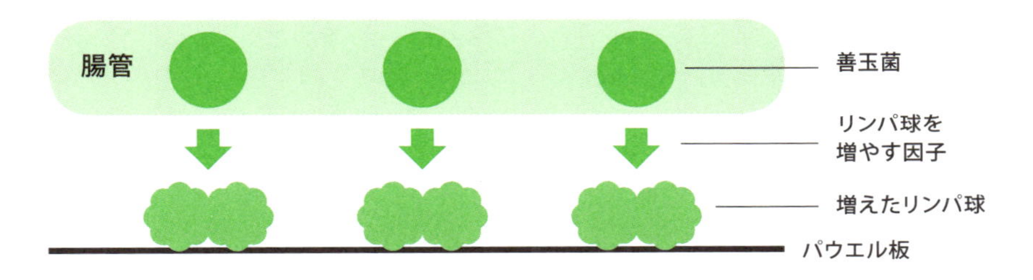

ところが、腸内に悪玉菌が優位に繁殖しているならば、**悪玉菌からリンパ球の増殖を抑制する因子が放出**されるので、リンパ球の数が減って**免疫力は低下**してしまいます。

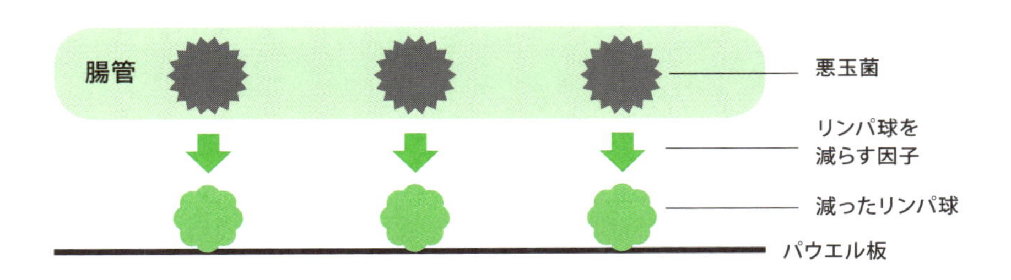

免疫力が低下すると**「がんの芽」**が残って、長期間にわたり低体温・低酸素状態にさらされると本物のがん細胞（がん幹細胞）に変わり、**発がんにつながります。**

がんを予防・克服するためには、発症後は、免疫力の向上などの「がんになりにくい体質」に変わるためのセルフケアを実践することが大切です。

キーワード：免疫力の向上　がんになりにくい体質

実践してみよう！

〈良質の善玉菌を補給する〉

まず大切なのは、悪玉菌に対して善玉菌を数的に優位にすることです。動物性のタンパク質を制限し、胃酸で活性を失わず腸まで届く善玉菌を補給することが大切です。

実際にサントリーウエルネスのプロテクト乳酸菌「プロディア」は健康な人が2週間飲むと免疫力（NK活性）が飲まない人に比べて1.3倍高くなったことを学会で発表しています。その他、豆乳でつくるヨーグルト（豆乳ケフィア）もお勧めです。

〈善玉菌の餌を補給する〉

善玉菌を補給するのと同時にその餌を一緒に届けてあげるのが効果的です。菊いもの主成分イヌリンは消化されると善玉菌の餌であるオリゴ糖に変わります。菊いも（菊いも茶）は（1）腸管免疫を改善する、（2）食事中に摂ると血糖と中性脂肪の上昇を抑制する、（3）食事中に摂ると血中ナトリウムを尿から排泄してくれる、（4）便秘を改善するなどの優れた特徴があります。

菊いものほかに善玉菌の餌になるのは、豆類、いも類、根菜、キノコ、海藻などに多く含まれる水溶性食物繊維です。

プルーン	納豆	ごぼう	ライ麦パン	オクラ	さつまいも	しいたけ
3.4g	2.3g	2.3g	2.0g	1.4g	1.1g	0.5g

日本食品標準成分表より

週間メモ（1週間の進捗管理にご利用ください）

今週の目標	1日目 （　/　）	2日目 （　/　）	3日目 （　/　）
4日目 （　/　）	5日目 （　/　）	6日目 （　/　）	7日目 （　/　）

今週できたこと	今週できなかったこと	来週の抱負

（足りないときはこのページをコピーして補充してください）

週間メモ（1週間の進捗管理にご利用ください）

今週の目標	1日目 （　/　）	2日目 （　/　）	3日目 （　/　）
4日目 （　/　）	5日目 （　/　）	6日目 （　/　）	7日目 （　/　）

今週できたこと	今週できなかったこと	来週の抱負

（足りないときはこのページをコピーして補充してください）

実践その10 体を温める生活習慣、体を動かす生活習慣をつける

低体温になると**免疫力が低下**し、**がんの芽**が残ってしまいます。残った**がんの芽**が**低酸素・低体温にさらされる**とミネラルポンプやミトコンドリアの働きが弱まりエネルギー形態は酸素を必要とする**ミトコンドリア系**から酸素を必要としない**解糖系**へ変化し、**がん幹細胞へ変化**します。

キーワード：免疫力の低下　低体温　低酸素・低温状態
原始的細胞へ先祖返り　低酸素状態　酸素不足

適度に運動することによって**心肺能力が高まって肺に酸素が十分に取り込まれるとともに血流が改善**して細胞の隅々にまで酸素が行き渡るようになり、**ミトコンドリアの機能が回復**して、がん細胞のエネルギー産生の形態を異常な「酸素を必要としない解糖系の呼吸」から、正常な「酸素を必要とするミトコンドリア系の呼吸」へ戻します。

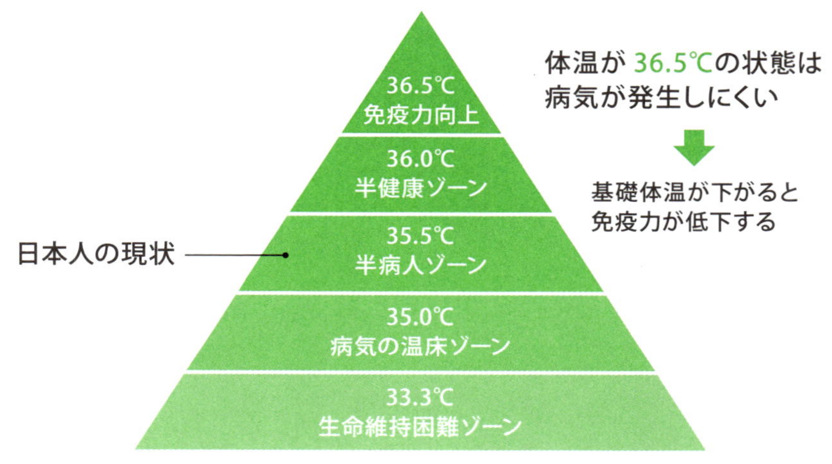

石原結實著『体を温めると病気は必ず治る』の図を改変

実践してみよう！

〈自分で体を温める〉

- 特に下半身は冷やさないようにしましょう。冬は**タイツを着用**して防寒するとともに、靴下は夏でも**二枚重ね**（下には必ず**5本指ソックス**を着用）の習慣をつけましょう。
- ダイバーが着用するウェットスーツの生地を使用した**やわらか湯たんぽ**や**ハンディタイプの温熱治療器**を使って体を温めてください。痛い箇所に当てるのが効果的です（通販サイトから購入可能）。

〈枇杷の葉温灸療法〉

- 枇杷（びわ）の葉には**アミグダリン**という抗がん成分が含まれており、加熱するとアミグダリンがガス状になって皮膚から吸収され、がん細胞に作用するほかに**痛みにも効果を発揮**します。
- 自宅の近くに**枇杷の葉温灸療法**の施設があれば、通院して施術を受けましょう。
- **枇杷の葉温圧療法**や**枇杷の葉エキス電気温湿布**など自分（または家族）で習得できる施術もあるので、利用しましょう。

〈施設で体を温める〉

- 自宅の近くに**陶板浴（抗酸化陶板浴）、岩盤浴、薬石浴、ラドン温泉、調圧ルーム**（※）があれば、体験してみて自分に合っていると感じたら、できるだけ頻繁に通うようにしましょう。

（※）飛行機内のような調圧ルームに一定時間座り、気圧の上下動を経験すると、心肺機能や細胞が活性化し、血流の増加によって体温が上がり、免疫機能も活性化します。

〈毎日ウォーキングをする〉

●体の最大の発熱器官は筋肉です。特に**下半身の筋肉**が運動したときに**全体の50%以上の熱**を出すので、体温を上げるためには**毎日30分～1時間ウォーキング**するのが最も効果的です。

●ウォーキングの効能は**体温を上げる**以外にもあります。

(1) 下半身の筋肉には抹消の血液を心臓に戻すポンプ機能があるため**全身の血流が改善**する

(2) 足や腕の付け根に太いリンパ管があり、そこが刺激されるので全身の**リンパの流れが改善**する(むくみの改善)

(3) 足の裏にはすべての臓器のつぼがあるため全身の臓器の働きがよくなる

・頭のつぼの刺激 ⇒ 頭脳明晰や**ストレス発散**

・胃腸のつぼの刺激 ⇒ **食欲の増進**や**便秘の改善**

・肝臓や腎臓の刺激 ⇒ **解毒の亢進**

(4) 呼吸数が上がるので、**心肺機能が強化**される

(5) 朝日を浴びて散歩をすると**メラトニン**という**免疫を亢進**し、**睡眠をサポート**するホルモンが脳内で産生される

(6) 反復運動を毎日続けると、**セロトニン**という**自律神経を整え**たり、**脳を癒し**てくれるホルモンが産生される

(7) 自然に触れ、季節を感じることで、**気持ちが明るく**なったり**穏やか**になったりする

●1日15分の**インターバル速歩**を実践しましょう。正しい姿勢で大股歩きをキープしながら、呼吸を整えてリフレッシュして歩きます。週4回以上、3カ月以上続けると効果的です。一歩一歩踏みしめる**ゆっくり歩き**と息が上がるような**さっさか歩き**を3分ごとに繰り返し、計15分行います。

●雨天でウォーキングできないときには、**スクワット**や**階段の**

上り下りをしてできるだけ体を動かす時間をつくりましょう。

●膝が悪いなど歩行が困難な人は、**水中歩行**ができる施設を探して試してみてください。

〈自分の体を自分でケアする習慣をつける〉

●自分の体を自分でマッサージするセルフマッサージ、自分の筋肉を自分で伸ばすセルフストレッチには様々な効果があります。

(1) 血流がよくなることで酸素や栄養が細胞の隅々まで運ばれ、代謝や体温が上がる

(2) 深部のリンパの流れがよくなることで、老廃物がうまく排泄され、解毒が進み、免疫力がアップする

(3) 自分の体と対話することによって健康に向かう意識が向上する

(4) ゆっくりした呼吸で動作をするため、副交感神経優位のリラックスした気持ちになる

●インターネットで「セルフマッサージ」「セルフストレッチ」の動画検索をすると、多くのケアの方法が紹介されています。毎月ラポールの会が主催する「体癒しサロン」で指導してくださっている猪野瀬純子先生の「免疫力をアップするセルフマッサージ」と「免疫力をアップするセルフストレッチ」は以下のURLでご覧になれます。

●免疫力をアップするセルフマッサージ

https://www.youtube.com/watch?v=_aFrFjxb6OA

●免疫力をアップするセルフストレッチ

https://www.youtube.com/watch?v=z9kdkQjU8XM

週間メモ（1週間の進捗管理にご利用ください）

今週の目標	1日目 （　/　）	2日目 （　/　）	3日目 （　/　）
4日目 （　/　）	5日目 （　/　）	6日目 （　/　）	7日目 （　/　）

今週できたこと	今週できなかったこと	来週の抱負

（足りないときはこのページをコピーして補充してください）

実践その11 自分のストレス気質を理解し、自己管理する

ストレスにより血中の**活性酸素**の量が増えると、遺伝子が傷つけられて、**がん細胞の芽**ができます。

がん細胞の芽を消去する機能（免疫力や遺伝子防衛力）が**ストレス**によって低下すると、**がん細胞の芽**が消されずに残ってしまいます。

キーワード：活性酸素　遺伝子防衛力の低下　免疫力の低下

残った**がん細胞の芽**は、**ストレス**が原因で起こる**低酸素・低体温状態**に長期間さらされると、そのような過酷な状態でもエネルギーをつくることのできる原始的な**がん幹細胞**に変わり、発がんにつながります。

ストレスを抱えていると、体の中にできた**腫瘍を抑え込むための免疫力**や**遺伝子防衛力**がうまく働かず、腫瘍の**増悪**や**再発・転移**につながります。

キーワード：低酸素・低温状態　原始的細胞へ先祖返り
腫瘍の増悪　再発・転移

実践してみよう！

〈ストレス気質を理解しよう〉

ストレス気質とは、**ストレスをため込みやすい考え方のクセ**のことで、主に**執着気質と不安気質の２つのタイプ**があります。あなたに当てはまるかどうか考えてみてください。自分でよくわからないときは、次の２つのことをして分析してみてください。

- 自分に当てはまるかどうか**家族に聞いてみる。**
- 常にメモ帳を持っていて、感情が高ぶった瞬間に、その感情の種類は何かを書き出して下記の表の「**よく抱く感情**」に当てはまるか比較してみる。

ストレス気質	執着気質	不安気質
考え方のクセ	自分が満足するハードルを高く設定して、自分に対しても他人に対しても厳しい要求をする	今起こっていることや将来起こるであろうことに対して最悪の結果をイメージしてしまう
性格	生真面目、完璧主義、傲慢	臆病、心配性、神経質
口グセ	〜すべきである 〜ねばならない	きっと〜にちがいない
よく抱く感情	怒り、不満、落胆	恐怖、不安、絶望感

〈ストレス気質を自己管理しよう〉

(1) 執着気質

- 自分に対して「自分は〜**すべきだ！**」「自分は〜**しなければならない！**」と考えたり、相手に対して「あなたは〜**すべきだ！**」「あなたは〜**しなければならない！**」と考えていると感じたら、「自分は〜**できれば十分だ**」「あなたには〜**してもらえるだけでありがたい**」と意識して**考え方を変えて**みてください。
- それでも自分や相手に対して「怒り」「不満」「落胆」など**ネガティブな感情**がわいてきたら、その感情の**種類を特定**してその感情の程度が10段階でいくつであるか**評価**したうえで目をつぶって**「まあ、いいか」**と**10回**唱えてください。それからその感情が10段階でいくつに変化したか再度評価してみてください。
- この方法がむずかしい人は、目をつぶって渓流を思い浮かべ、**その感情**（たとえば真っ赤に湯気が立った石がのっている船）が**下流に流れて去っていくイメージ**をしてみてください。それからその感情が10段階でいくつに変化したか再度評価してみてください。

執着気質をコントロールする

❶ 自分に対して要求する水準を下げる

～すべきだ
～しなければならない

～できれば十分だ
（自分に対する要求を減らす）

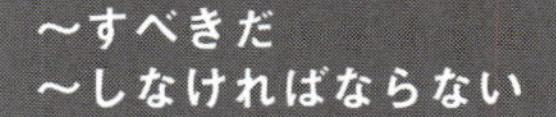

❷ 相手に対して要求する水準を下げる

～すべきだ
～しなければならない

～してもらえるだけで
ありがたい

❸ それでもネガティブな感情（怒り、不満、落胆など）がわいてきたらイメージ療法で感情の程度を小さくする

感情の程度を 10 段階で自己採点する

目をつぶって「まあ、いいか」と10回唱える。または
具象化した感情が渓流で川下に流れていくイメージをする

感情の変化を
10 段階で自己採点する

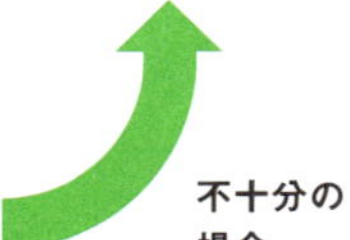

不十分の
場合

実践してみよう！

(2) 不安気質

- 自分が今直面していることや近い将来起こることに対して、**最悪のシナリオ**を想定し、「自分は**きっと〜になってしまうにちがいない！**」と考えて**恐怖、不安、絶望感**などの**ネガティブな感情**に苛まれてしまったら、まず**信頼できる周りの人**に自分の考えを伝えて意見を聞いてみましょう。もっと**楽観的な考え方**もあることに気づくでしょう（ただし、相談する人は自分と同じような不安気質でない人を選びましょう）。
- 相談する相手がいないときには、**「きっと〜にちがいない」**という考え方を意識して**「必ずしも〜とは限らない」**という考え方をして**別なシナリオ**を紙に書き出してみましょう。
- そのとき「どうしたらよいか」とマイナスのイメージで考えるのではなく**「自分はどうなれば安心できるのか」というプラスのイメージ**を思い浮かべてください。
- 紙に最初の**悲観的なシナリオ**と後から考えた**楽観的なシナリオ**を並べて書き、それぞれ**起こる可能性が何％くらいあるか**考えて書いてみてください。
- その後、楽観的なシナリオに**辿り着くため具体的な方法**を書き出して、簡単なことからとにかく始めてみることです。
- それでもその感情が収まらないときには**感情の種類**を特定し、その程度を10段階で評価した上で目をつぶって**「だいじょうぶ」と10回**唱えてください。それから、その感情が10段階評価でどのように変化したかみてください。
- この方法がむずかしい人は、目をつぶって渓流を思い浮かべ、**その感情**（たとえば真っ青に凍りついた石がのっている船）が**下流に流れて去っていくイメージ**をしてみてください。それからその感情が10段階でいくつに変化したか再度評価してみてください。

不安気質をコントロールする

❶ 自分の考えを信頼できる人に話して相談に乗ってもらう

❷ 自分の抱く「悲観的なシナリオ」のほかに「楽観的なシナリオ」 を考えて　2つ並べて書いてみる

悲観的なシナリオ ⇔ 楽観的なシナリオ

↓

❶ 実現する可能性は何％あるか
❷ どうすればそれが実現できるか

❸ それでもネガティブな感情（恐怖、不安、絶望感、など）がわいてきたらイメージ療法で感情の程度を小さくする。

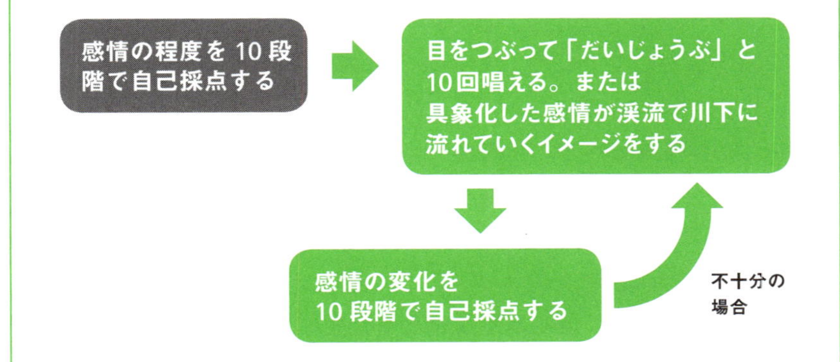

実践してみよう！

〈喜びリストをつくろう〉

ストレスを抱え、ネガティブな感情にとらわれていると、免疫力が低下したり、がん抑制遺伝子のスイッチが切れて病気が発症、または増進したりします。逆に、喜びや充実感にあふれ、心地よいものに触れると生命エネルギー（気）が高まり、病気が遠ざかります。たとえストレスのかかる日常であっても、喜びや幸福を感じる時間を意識的に増やしてネガティブな感情を癒し、病気を克服するための前向きな姿勢を育むように心がけてください。

- 次のページの空欄に、あなたが今までに経験した出来事のなかで、思い出しただけでうれしくなったり、深い充足感を得られるものをできるだけたくさん書き出してください。そのときに感じた感覚（香り、色、音、味、肌触り）なども後でイメージしやすいように書き足してください。
- あなたが、**ネガティブな感情**に苛まれたとき、まず、その感情の**種類を特定**してその感情の**程度**が10段階でいくつであるか**評価**してください。
- 喜びリストを見ながら、一番上に書いた出来事を声に出して読み上げ、目をつぶってその光景をイメージしてください。
- イメージができたら、目を開けて、抱いている感情が10段階評価でいくつになったか考えてみてください（例：8の不安感が7になった）。
- この作業をすべての出来事について１つ１つ繰り返し、**最初と最後の変化を比べて**みてください（例：最初8だった不安が最後には3まで減った）。
- このリストを何枚かコピーして、目のつくところに貼ったり、バックに入れて持ち歩くなどして必要なときにいつでも利用する習慣をつけましょう。

ネガティブな感情を癒す喜びリスト

前ページのワークをする前に抱いていたネガティブな感情は、ワークをした後、10 段階評価でいくつになりましたか？　比べてみてください。

〈 軽 い 〉 1・2・3・4・5・6・7・8・9・10 〈 重 い 〉

ストレスを自己管理するワークを実践してみましょう

❶ あなたが今感じているネガティブな感情の種類は何ですか？

□ 悲しみ □ 怒り □ 不安 □落胆 □ 恐怖 □ 絶望感 □ その他（　　　　　）

❷ あなたが今感じているネガティブな感情の程度は10段階でいくつですか？

〈軽い〉 1・2・3・4・5・6・7・8・9・10 〈重い〉

❸ 実践ノートに載っているワークを試してみてください

□ **執着気質の人：「まあ、いいか」を10回唱える**

□ **不安気質の人：「だいじょうぶ」を10回唱える**

□ その感情が流れに乗って遠ざかっていくイメージをする

□「悲観的なシナリオ」を書いた後「楽観的なシナリオ」を書いてみる

□ 喜びリストに書かれている出来事を1つ選んで声に出して読み上げ、
目をつぶってその光景をイメージしてみる

❹ ❸のワークをした後、ネガティブな感情の程度は10段階でいくつになりましたか？

〈軽い〉 1・2・3・4・5・6・7・8・9・10 〈重い〉

❺ ネガティブな感情がまだ強い場合、再度ワークをしてみましょう

□ **執着気質の人：「まあ、いいか」を10回唱える**

□ **不安気質の人：「だいじょうぶ」を10回唱える**

□ その感情が流れに乗って遠ざかっていくイメージをする

□「悲観的なシナリオ」を書いた後「楽観的なシナリオ」を書いてみる

□ 喜びリストに書かれている出来事を1つ選んで声に出して読み上げ、
目をつぶってその光景をイメージしてみる

❻ ❺のワークをした後、ネガティブな感情の程度は10段階でいくつになりましたか？

〈軽い〉 1・2・3・4・5・6・7・8・9・10 〈重い〉

❼ ネガティブな感情がまだ強い場合、❶〜❹をさらに繰り返してみましょう

ストレスを自己管理するワークを実践してみましょう

❶ あなたが今感じているネガティブな感情の種類は何ですか？

□ 悲しみ □ 怒り □ 不安 □落胆 □ 恐怖 □ 絶望感 □ その他（　　　　）

❷ あなたが今感じているネガティブな感情の程度は10段階でいくつですか？

〈軽い〉 1・2・3・4・5・6・7・8・9・10 〈重い〉

❸ 実践ノートに載っているワークを試してみてください

□ **執着気質の人：「まあ、いいか」を10回唱える**

□ **不安気質の人：「だいじょうぶ」を10回唱える**

□ その感情が流れに乗って遠ざかっていくイメージをする

□「悲観的なシナリオ」を書いた後「楽観的なシナリオ」を書いてみる

□ 喜びリストに書かれている出来事を1つ選んで声に出して読み上げ、
目をつぶってその光景をイメージしてみる

❹ ❸のワークをした後、ネガティブな感情の程度は10段階でいくつになりましたか？

〈軽い〉 1・2・3・4・5・6・7・8・9・10 〈重い〉

❺ ネガティブな感情がまだ強い場合、再度ワークをしてみましょう

□ **執着気質の人：「まあ、いいか」を10回唱える**

□ **不安気質の人：「だいじょうぶ」を10回唱える**

□ その感情が流れに乗って遠ざかっていくイメージをする

□「悲観的なシナリオ」を書いた後「楽観的なシナリオ」を書いてみる

□ 喜びリストに書かれている出来事を1つ選んで声に出して読み上げ、
目をつぶってその光景をイメージしてみる

❻ ❺のワークをした後、ネガティブな感情の程度は10段階でいくつになりましたか？

〈軽い〉 1・2・3・4・5・6・7・8・9・10 〈重い〉

❼ ネガティブな感情がまだ強い場合、❶～❹をさらに繰り返してみましょう

（足りないときはこのページをコピーして補充してください）

週間メモ（1週間の進捗管理にご利用ください）

今週の目標	1日目 （　／　）	2日目 （　／　）	3日目 （　／　）
4日目 （　／　）	5日目 （　／　）	6日目 （　／　）	7日目 （　／　）

今週できたこと	今週できなかったこと	来週の抱負

（足りないときはこのページをコピーして補充してください）

実践その12

気持ちが前向きになる方法を身につける

前向きな気持ちで生きることは、**免疫力を高めたり**p−53遺伝子などの**がん抑制遺伝子のスイッチを入れる**ことになるので、がんの発症、再発・転移を予防したり、がん腫瘍を退縮させたり消失させたりすることにつながります。

キーワード：遺伝子防衛力　免疫力

最も大切なことは、**『あなたが病をどう捉え、病とどう向き合うか』**です。**人生の目的は「幸せを実現すること」です。**

下のイラストを見てください。二重丸が3つありますね。

それぞれ、内側の丸（目玉焼きの黄身の部分）が、「あなたが感じる幸せ」で外側の丸（目玉焼きの白身の部分）が「あなたが体験する不幸な出来事」だとします。

左側の二重丸が**普通の人の生き方**です。一生を大禍なく生きるため、外側がグレーで内側の白は**何となくぼやけて**いませんか？

真ん中の二重丸が、病気、障害、災害などの大禍に見舞われた方の場合で、外側は真っ黒です。でもその大禍を自分を成長させてくれる試練と捉え、そのなかに気づきや学びを見つけて**前向きに生きた人**は、試練が大きければ大きいほどその後に強い幸せを感じます。真ん中の丸が、周りの黒とのコントラストで真っ白に見えるのと同じことです。

右側の二重丸が、真ん中と同じく病気、障害、災害などの大禍に見舞われたけれど、大禍をそのまま自分に降りかかった不幸な出来事としか捉えることができずに、被害者意識を持ち続け、**後ろ向きにネガティブな感情**に苛まれ続けながら一生を終えてしまう人の場合です。同様の試練を経験して乗り越えた真ん中の人と比べて幸せの実感がありません。

このように、人は病気などの試練に出会ったとき、その試練をどのように捉え、試練にどのように立ち向かうかによって、人生の目的である**幸せを実現したという達成感**が大きく異なってくるのです。別な言い方をするならば、「**たとえ、病気であっても人は幸せになれる**」ということを知っておいてください。このような前向きに生きるための気づきを得ることができるように、３つのエクササイズから自分にできそうなものを選んで毎日実践してみてください。

実践してみよう！

〈第１のエクササイズ：毎日感謝する生き方をする〉

(1) 感謝リストを利用する

- 次のページの空欄に「自分がとてもありがたいと感じる出来事やモノ、人」について、思いつく限り書き出してください。
- 朝起きたとき、夜寝る前の２回、このリストを自分で読み上げる習慣をつくってください。
- 喜びリストと同じように、何枚かコピーしてトイレや部屋など目のつくところに貼っておいたり、バッグなどに入れて持ち歩くようにしてもいいでしょう。

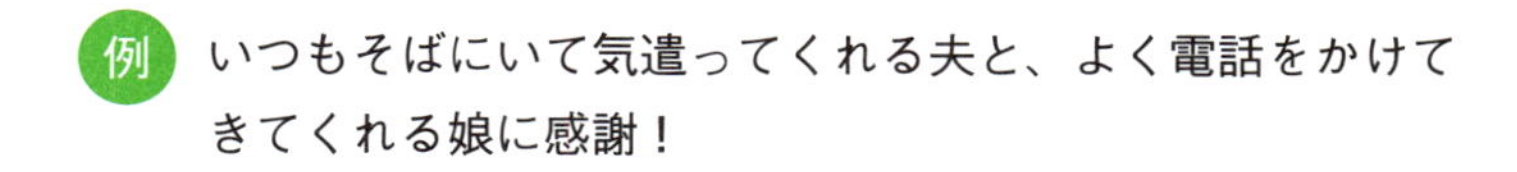

例　いつもそばにいて気遣ってくれる夫と、よく電話をかけてきてくれる娘に感謝！

実践してみよう！

(2)「ありがとうございます」と心の中で唱える

- 時と場所を問わず、**最低１日30回「ありがとうございます」と唱える**習慣をつくってください。唱える回数は多ければ多いほど効果的です。
- 電車に乗っているときや、ウォーキングの最中などほかのことを考えないでいい時間を選ぶとよいでしょう。
- この習慣を続けると脳が感謝の対象を探すようになるため、**自然に感謝の気持ちがわき上がってくる**ようになります。

〈第２のエクササイズ：１日１日を大切に生きる〉

あなたのやりたいことを書いてください。

〈記載日〉　　年　　月　　日

半年後にこの世を去るとしたら、あなたは今何をしますか？

1カ月後にこの世を去るとしたら、あなたは今何をしますか？

1週間後にこの世を去るとしたら、あなたは今何をしますか？

●これは**人生の優先順位を整理して見直す作業**です。今まで大切だと思っていたことが、実は自分にとって大切ではなかったり、逆に後回しにしていたことが大切であったり、気づくことがあると思います。

●これを元にして、毎日、朝起きたときに**「私の寿命は今日一日だ」と考えて、その日一日を精一杯真剣に過ごす**ようにしてみてください。1週間、1カ月、半年の節目に、その期間を振り返り、次の節目までにやりたいことを再設定しましょう。

〈第3のエクササイズ：心地よいほうを選択するクセをつくる〉

●治療方針や人間関係など、自分で選択をしなければならないときに、**心地よく感じるほう**を選択するようにしてください。

●この習慣を続けていくと「自分の心と体の健康にとってプラスになるもの」と「マイナスになるもの」がはっきりしてきます。**プラスになるものを日常生活で積極的に取り入れ、マイナスになるものから遠ざかる**ようにしましょう。

プラスになるもの	マイナスになるもの
〈例〉朝の散歩、音楽鑑賞	〈例〉サークルの人間関係

週間メモ（1 週間の進捗管理にご利用ください）

今週の目標	1 日目 （　/　）	2 日目 （　/　）	3 日目 （　/　）
4 日目 （　/　）	**5 日目 （　/　）**	**6 日目 （　/　）**	**7 日目 （　/　）**

今週できたこと	今週できなかったこと	来週の抱負

（足りないときはこのページをコピーして補充してください）

実践その13 再発・転移がんには先進医療なども検討する

〈抗がん剤〉

- 進行がん（再発・転移がん）の方は、今存在する腫瘍の進行を止める、あるいは小さくするための何らかの方法をとりながら（いわゆる時間稼ぎをしている間に）「がんになりやすい体質」を「がんになりにくい体質」に変えていく必要があります。
- たとえて言うならば、家の壁が燃えているときには、悠長に耐火工事をしている暇はないので、とりあえず消火器で火を消したり小さくした状態で、耐火工事を行うというイメージです。
- ３大療法では、**進行がんに対して**は通常手術や放射線療法は適用されず、**治療法は抗がん剤のみ**です。
- 抗がん剤はご存じのように正常細胞に作用して骨髄抑制（免疫力が低下）などの副作用があることに加えて下記の表のように治療が期待できるがんの種類は限られており、**ほとんどのがんについてはその効果は延命や症状の改善に限られます。**
- 担当の医師から利益（期待できる効果）と不利益（予期される副作用など）を詳しく聞いて治療法を選択してください。

治療が期待できる	急性骨髄性白血病、急性リンパ性白血病、胚細胞腫瘍、繊毛がん
延命が期待できる	乳がん、卵巣がん、小細胞肺がん、大腸がん、膀胱がん、多発性骨髄腫、慢性骨髄性白血病、骨肉腫
症状改善が期待できる	頭頸部がん、食道がん、子宮がん、非小細胞肺がん、胃がん、前立腺がん、膵臓がん、脳腫瘍、腎がん
効果はあまり期待できない	悪性黒色腫、肝がん、甲状腺がん

※『がん診療レジデントマニュアル』（国立がん研究センター内科レジデント編）より抜粋

〈先進医療〉

- 標準療法に代わる選択肢としては、**比較的体に負担の少ない**先進医療があります。
- ピンポイント放射線療法や免疫療法など、従来の3大療法（通常医療）に比べて、**副作用が少ない**というメリットがあります。
その半面として（1）自由診療のため**治療費が高い**、（2）効果を証明する**科学的な根拠が少ない**（ほとんどの場合、従来の治療とのランダム化比較試験がされていない）などのデメリットがあります。

（1）治療費

先進医療はかなり高額ですので、**経済状況に応じて無理のない選択**をしてください。目安として「仮にその治療法を1年続けても経済的にまだ余裕がある（破綻しない）」で選ぶようにしてください。

治療法	費用（※4）	備考
重粒子線治療	約303万円	治療開始から終了までの費用
陽子線療法	約285万円	治療開始から終了までの費用
活性化自己リンパ球移入療法	1カ月約40～60万円	2週に1回。回数は効果による
樹状細胞療法	1カ月約120～160万円	1週に1回。回数は効果による
ANK細胞療法	1クール約400万円	クール数（※1）は効果による
自家ワクチン療法	1クール約150万円	クール数（※2）は効果による
臍帯血幹細胞療法	1クール約300万円	クール数（※3）は効果による

（※1）「自分の体内からリンパ球を抽出⇒培養⇒何回かに分けて点滴で移入」で1クール
（※2）「3回のワクチン接種と2回の免疫反応テスト」で1クール
（※3）「自分のHLAに適合した臍帯血を点滴で静脈内に移入」で1クール
（※4）治療する医療機関によりスケジュールや費用は異なりますので事前に問い合わせてください。

(2) **科学的根拠**

科学的根拠の信頼性は、

❶ランダム化比較試験成績がある　❷患者対象研究がある
❸症例報告がある　❹体験談がある　❺動物試験成績がある
❻試験管内試験成績がある

などで評価されます。このなかで最も信頼できるのは❶と❷であり、❸の信頼性は❶❷に比べて高くなく、❹～❻の信頼性は低いといっていいでしょう。先進医療はいずれもまだ歴史が新しいので、❶のランダム化比較試験成績はあまりなく、ほとんどが❷の患者対象研究です。ただし、症例数は治療法によってまちまちです。各医療機関で**下記の質問をして選択の参考**にすることをお勧めします。

〈質問〉

❶この治療法は、どのように効果を発揮しますか？
❷私のような症状に使って効果があったという科学的な根拠（発表されている論文、症例報告）はありますか？
❸この治療法に関する情報やデータを提供してもらえますか？
❹この治療法の危険性や副作用は何ですか？
❺この治療法は現在受けている治療の影響を受けますか？
❻この治療法はどのくらい長く続ける必要がありますか？
❼この治療法の費用（治療費とその他の費用の総額）はいくらですか？

〈健康補助食品・漢方薬〉

- 健康補助食品や漢方薬（生薬）の中には、基礎研究でがん細胞の増殖を抑制したりアポトーシス（自己消滅）を惹起することが報告されているものがあります。
- それらのなかには、臨床試験や症例報告でヒトでの効果を確認したものもありますが、いずれも日本国内において大規模なランダム化比較試験によって効果が確認されたものはまだありません。

● 先進医療と同じように前ページの質問表を参考にきちんと調査のうえ、ご自分で納得できるものがあれば自己責任で利用するようにしてください。

食品名	低分子フコイダン
原料	もずくのヌルヌル成分を酵素で低分子に分解したもの
有効成分	分子量500以下のフコイダン
作用メカニズム	アポトーシス、免疫力増強、血管新生抑制など
信頼性	自由診療医療機関での症例報告あり（※1）
備考	高分子フコイダンのほうが有用との意見もある

食品名	カイ栓菌菌糸体エキス（カイジ顆粒）
原料	エンジュの老木に生長したキノコ（槐耳） カイ栓菌の培養物
有効成分	PT-S（多糖タンパク）
作用メカニズム	アポトーシス、免疫力増強、血管新生抑制など
信頼性	中国で基礎・臨床試験が行われ、国家Ⅰ級漢方抗がん新薬に認定された（※2）
備考	中国臨床試験での用量は、1日60gであった （日本では1日20gが標準）

食品名	冬虫夏草
原料	コウモリ蛾の幼虫に寄生する子嚢菌または子嚢菌の培養物
有効成分	エルゴステロールパーオキサイド、コルジセピン、β-グルカン
作用メカニズム	細胞増殖抑制、免疫力増強など
信頼性	原発性末期肝細胞がん患者101名の臨床試験成績論文発表あり（※3）
備考	商品によって、有効成分の含有量が大きく異なる可能性あり

（※1）白畑實隆著『あなたの知らない新しいがん治療』（現代書林）等を参照
（※2）星野惠津夫著『がん研有明病院で今起きている漢方によるがん治療の奇蹟』（海竜社）を参照
（※3）詳細はP108を参照

〈低分子フコイダンのデータの１例〉

安藤由朗医師による臨床結果（約450名の改善率）

舌がん	83%	乳がん	83%
咽頭がん	81%	子宮がん	81%
食道がん	84%	卵巣がん	84%
胃がん	84%	膵臓がん	84%
大腸がん	80%	胆のうがん	80%
肺・扁平上皮がん	86%	前立腺がん	86%
肺・腺がん	75%	膀胱がん	75%
小細胞がん	79%	白血病	79%
肝臓がん	78%	悪性リンパ腫	78%

（注1）安藤医師は元国立九州がんセンター医師、医学博士、現安藤整形外科院長
（注2）改善率とはがん腫瘍がCT検査で完全消失または1/2以下まで小さくなった症例
出典：安藤由朗著『末期ガンを消した！「超低分子フコイダン」』（史輝出版）

〈カイ栓菌菌糸体エキスのデータの１例〉

（1）乳がん（ステージⅡb～Ⅲb）

	完全寛解	部分寛解	不変	悪化
化学療法単独群（26例）	1名（6.3%）	10名（62.5%）	4名（25.0%）	11名（68.8%）
エキス併用群（22例）	2名（9.1%）	18名（81.8%）	2名（9.1%）	0名（0.0%）

（注1）化学療法は、サイクロフォスファマイド＋ピラルビシン＋フルオロウラシル　試験期間は2カ月
（注2）結果：総寛解率は、エキス併用群（90.9%）が化学療法単独群（68.8%）に比べ有意に高い
出典：「中国腫瘍雑誌」2004年（13）P330～P331

(2) 非ホジキンリンパ腫 (ステージⅡ～Ⅳ)

	完全寛解	部分寛解	不変	悪化
化学療法単独群 (18 例)	6 名 (33.3%)	5 名 (27.8%)	3 名 (16.7%)	4 名 (22.2%)
エキス併用群 (31 例)	11 名 (61.1%)	18 名 (27.8%)	2 名 (11.1%)	0 名 (0.0%)

(注 1) 化学療法は、サイクロフォスファマイド＋エピルビシン＋ビンクリスチン　試験期間は 6 週
(注 2) 結果：総寛解率は、エキス併用群 (88.9%) が化学療法単独群 (61.1%) に比べ有意に高い
出典：「中国腫瘍雑誌」1999 年 (8) P237 ～ P238

冬虫夏草(とうちゅうかそう)の効能

中国で古来滋養強壮などの漢方薬として珍重されてきたキノコの一種である冬虫夏草を使った薬剤治療に肝細胞がんの進展を抑える効果があることを、金沢医科大学・平井圭一名誉教授らのグループが確認し、その結果が米国の国際がん専門雑誌「インテグレーティブ・キャンサー・セラピーズ」に論文として掲載されました。肝細胞がんは発見されたときにはすでに切除できないほど進行している場合が多く、抗がん剤治療を行っても世界平均で 1 年以内には全員死亡しているそうです。北國新聞 2013 年 3 月 3 日の記事によると、平井名誉教授らが 1998 年から 2002 年に生薬治療を受けた 101 人のデータを比較したところ、冬虫夏草を含まない 2、3 種類の生薬による治療を受けた 51 名の患者グループでの生存期間中央値が 6.4 カ月だったのに対して、冬虫夏草を含む 4 種類以上の生薬による治療を受けた 50 名の患者グループでは 40.2 カ月と統計的に有意差を持って延長していました（次ページのグラフ参照）。また、冬虫夏草を主体とした生薬治療をしたグループでは、重い副作用はなく、CT 画像で腫瘍の縮小が見られたり、腫瘍マーカーが低下した患者が確認されたそうです。

〈冬虫夏草のデータ〉

肝細胞がん患者 101 名の生存曲線

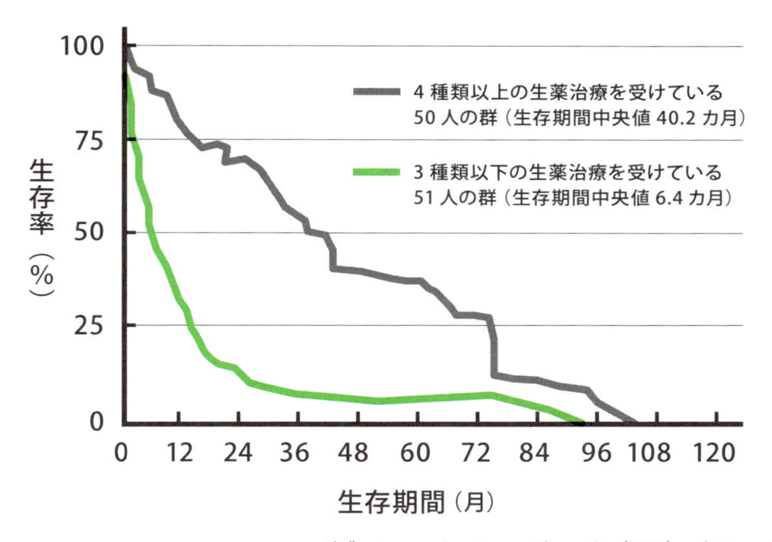

出典：Integrative Cancer Therapies（2013）, vol.12, no.1, P50-68

週間メモ（1週間の進捗管理にご利用ください）

今週の目標	1日目 （　/　）	2日目 （　/　）	3日目 （　/　）
4日目 （　/　）	**5日目 （　/　）**	**6日目 （　/　）**	**7日目 （　/　）**

今週できたこと	今週できなかったこと	来週の抱負

（足りないときはこのページをコピーして補充してください）

セルフケア
開始後の変化を
記録しましょう

セルフケアは継続していくことが何よりも大切です。
身体と心の変化を記録することで
効果を実感しながら、
そしてときには軌道修正しながら、
効率的に続けていきましょう。

セルフケア開始後の変化

評価時期	セルフケアの取り組み	自覚症状・検査結果 病院での治療
セルフケア開始 1カ月後		
2カ月後		
3カ月後		
4カ月後		
5カ月後		
6カ月後		

（足りないときはこのページをコピーして補充してください）

セルフケア開始時〜６カ月後までの資料を貼って保存しておいてください

セルフケア開始後の変化

評価時期	セルフケアの取り組み	自覚症状・検査結果 病院での治療
セルフケア開始 7カ月後		
8カ月後		
9カ月後		
10カ月後		
11カ月後		
12カ月後		

（足りないときはこのページをコピーして補充してください）

7 カ月～ 12 カ月後までの資料を貼って保存しておいてください

治療に関する注意点

118ページの一覧表の治療は、**自然治癒力を低下させやすい治療法**なので、**可能な限り**119ページの表にある**自然治癒力を低下させにくい治療法を選択する**ようにしてください。どちらの治療を受ける場合も117ページの**〈リンパ球数と自然治療力の関係〉**と**〈医薬品副作用重篤度分類〉**を参考にして、自然治癒力と副作用を自分でフォローしながら治療を受けてください。

〈リンパ球数の測り方〉

血液検査の項目の、**白血球数（またはWBC）**と**白血球分画**の**リンパ（Lympho、%）**を使います。どこの病院でも『白血球数』は必ず測定しますが、**白血球分画**は病院によっては必ず測定するわけではないので**先生にお願いして測定してもらいましょう。**

〈リンパ球数測定例〉

右の写真は私の血液検査の結果です。一番上の**白血球数**の「72」と**血液像**のうちの**Lympho**の「25.5」を使って計算します。
「72」は「7200」と読み替え、白血球全体「7200」の中でリンパ球が25.5%存在する、と解釈します。

すると計算式、「7200 × 25.5 ÷ 100」から、私の白血球数は、「1836」と導きだせます。

検査項目	容器	測定値			基準値	
白血球数	21	WBC	72		M : 39〜98 F : 35〜91	$10^2/\mu l$
赤血球数		RBC	492		M : 427〜570 F : 376〜500	$10^4/\mu l$
血色素量		Hb	15.4		M : 13.5〜17.6 F : 11.3〜15.2	g/dl
ヘマトクリット		Ht	44.8		M : 39.8〜51.8 F : 33.4〜44.9	%
M C V		MCV	91.1		M : 82.7〜101.6 F : 79.0〜100.0	fl
M C H		MCH	31.3		M : 28.0〜34.6 F : 26.3〜34.3	pg
M C H C		MCHC	34.4		M : 31.6〜36.6 F : 30.7〜36.6	%
血小板数		血小板	25.1		M : 13.1〜36.2 F : 13.0〜36.9	$10^4/\mu l$
網赤血球数	12	網状			4〜19	‰
血液像 Neutro	15 ※	N	57.6		42〜73	%
Stab		St			0〜6	%
Seg		Seg			36〜73	%
Baso		B	0.8		0〜2	%
Eosino		E	9.7		0〜6	%
Lympho		L	25.5		18〜59	%
Mono		Mno	6.4		0〜8	%
A−LY			0.0			
大小不同・奇形		大小 (—)	奇形 (—)		(−)	
多染性		多染 (—)			(−)	
低色素性・EBL		低色素 (—)	EBL (—)		(−)	

〈リンパ球数と自然治癒力の関係〉

1000 未満（不可）ほとんど自然治癒力は働いていない。

⇒かなり悪い状態。よく抗がん剤や放射線全照射で治療中や治療直後の患者さんに見られます。**治療を中断するか他の治療法に変えて自然治癒力の回復を図る**ことを検討してください。

1000 〜 1200（可）自然治癒力の働きは不十分。

⇒ 現在実行している治療やセルフケアを**根本的に見直して自然治癒力の向上を図る**必要があります。

1200 〜 1500（良）自然治癒力はよく働いている。

⇒ 現在実行している治療やセルフケアを**部分的に見直して 1500 以上を目指して**ください。

1500 以上（優）自然治癒力は申し分なく働いている。

⇒ このまま**自信を持って現在の治療やセルフケアを続けましょう。**

〈医薬品副作用重篤度分類〉

医薬品メーカーが自社製品に副作用があった場合に厚生労働省に報告する必要があるか否かの基準となる副作用分類表です。

ご自身の血液検査結果と 120 ページの表を見比べて、治療を続けるかどうかの判断材料にしてください。

グレード 1: 軽微な副作用 ⇒まだ大丈夫。

グレード 2: 重篤な副作用ではないが、軽微な副作用でもない。

⇒ 注意してフォローし、赤の値に近づいたら、ドクターに治療の中止または変更をお願いしてください。

グレード 3: 重篤な副作用。そのまま続けると死亡または日常生活に支障をきたす程度の永続的な機能不全に陥るおそれがある。

⇒ 即時に治療の中止または変更をお願いしてください。

自然治癒力を低下させやすい治療法

療法名	治療名
手術	全身麻酔下での開頭術、開胸術、開腹術
放射線	全身照射、従来の外部ビーム放射線療法
抗がん剤 （殺細胞剤）	〈ア行〉アイエーコール、アイソボリン、アクプラ、アグリリン、アクラシノン、アドリアシン、アブラキサン、アリムタ、アラノンジー、アルケラン、イダマイシン、イホマイド、イムネース、イムノマックス、エクザール、エボルトラ、エルプラット、塩酸プロカルバジン、エンドキサン、オンコビン 〈カ行〉カルセド、カンプト、ギリアデル、キロサイド、5-FU、コスメゲン、コホリン 〈サ行〉サイメリン、ザノサー、サンラビン、ジェブタナ、ジェムザール、スタラシド、セロイク、ゼローダ 〈タ行〉ダウノマイシン、ダカルバシル、タキソール、タキソテール、ティーエスワン、テモダール、テラルビシン、ドキシル、ドキソルビシン塩酸塩、トポテシン、トレアキシン 〈ナ行〉ナベルビン、ニドラン、ノバントロン、 〈ハ行〉ハイカムチン、ハイドレア、ハラヴェン、パラプラチン、ビダーザ、ピノルビン、ファルモルビシン、フィルデシン、ブスルフェクス、フトラフール、ブリプラチン、フルダラ、フルツロン、ブレオ、ベプシド、ペプレオ、ペラゾリン 〈マ行〉マイトマイシン、マブリン、ミリプラ、メソトレキセート 〈ヤ行〉ユーエフティ、ユーゼル 〈ラ行〉ラステット、ランダ、ロイケリン、ロイコボリン、ロイスタチン、ロイナーゼ、ロンサーフ 〈ワ行〉ワンタキソテール

自然治癒力を低下させにくい治療法

療法名	治療名
外科	内視鏡術、塞栓術、ラジオ波焼灼療法、手術支援ロボット
放射線	陽子線、重粒子線、ガンマナイフ、サイバーナイフ、 トモセラピー、ノバリス、 小線源療法
温熱・電子	ハイパーサーミア、高密度焦点式超音波療法、プラズマ療法
腹水の管理	腹水濾可濃縮再生静注法（CART）
分子標的剤	〈ア行〉アーゼラ、アドセトリス、アバスチン、アービタックス、アフィニトール、アムノレイク、アレセンサ、イレッサ、インライタ、オプジーボ 〈カ行〉カドサイラ、グリベック 〈サ行〉ザーコリ、ジオトリフ、ジャカビ、スチバーガ、スーテント、スプリセル、ズルポラフ、セヴァリンゾリンザ 〈タ行〉タイケルブ、タシグナ、タルセバ、トーリセル 〈ハ行〉ハーセプチン、パージェタ、ベクティビックス、ベサノイド、ベルケイド、ボトリエント、ボシュリフ、ポテリジオ 〈マ行〉マイクローダ、マブキャンパス 〈ラ行〉ラバリムス、リツキサン
ホルモン剤 その他	〈ア行〉アリミデックス、アロマイシン、イクスタンジ、イムシスト、イムノプラダー、エストラサイト、オダイン 〈カ行〉カソデックス、クレスチン、ゴナックス 〈サ行〉ザイティガ、サレド、ゾラデックス 〈タ行〉タスミオン 〈ナ行〉ノルバデックス 〈ハ行〉ピシバニール、ヒスロンH、プロスタール、プロスタット、フェアストン、フェソロデックス、フェラーマ、ベスタチン 〈マ行〉丸山ワクチン 〈ラ行〉リュープリン、レナデックス、レプラミド、レンチナン

医薬品副作用重篤度分類（抜粋）

	グレード1	グレード2	グレード3
赤血球 （RBC）	300万以上 ～350万未満	250万以上 ～300万未満	250万未満
ヘモグロビン （Hb）	9.5以上 ～11未満	8以上 ～9.5未満	8未満
白血球 （WBC）	3000以上 ～4000未満	2000以上 ～3000未満	2000未満
血小板	75000以上 100000未満	50000以上 ～75000未満	50000未満

〈肝臓の検査値〉

	グレード1	グレード2	グレード3
GOT（AST） GPT（ALT）	50以上 100未満	100以上 500未満	500以上
Al-P	400以上 ～800未満	800以上 ～1600未満	1600以上
γ-GTP	男性120以上 女性45以上	—	—

〈腎臓の検査値〉

	グレード1	グレード2	グレード3
BUN （mg/dl）	23以上 25未満	25以上 40未満	40以上
クレアチニン （mg/dl）	（男性）1.04以上 （女性）0.79以上 ～2未満	2以上 ～4未満	4以上
たんぱく尿	1＋	2＋～3＋	3＋を超える

Al-P、γ-GTP、BUN、クレアチニンの分類は、三菱化学BCLの基準値を参考にしました。

付録1 実践ノートで紹介した優良食品、食材について

アマゾンや楽天などの通販で購入可能な代表的な銘柄をご紹介します。これらの食品、食材はさまざまなところから出ていますので、ここに紹介されているものに限らず、自分に合ったものを探して摂るようにしてください。

〈P56、P78〉キクイモ粉末茶（菊芋の響）

- 価格：30パック入り1袋2000円（税抜き）
- 発売元：（有）アイキ（TEL 0120-595-336）

〈P57〉茅乃舎だし

- 価格：30パック入り1袋1800円（税抜き）
- 発売元：（株）久原本家（TEL 0120-014-555）

〈P61〉植物ミネラル（マルチミネラル）

- 価格：946mg入り1本10000円（税抜き）
- 発売元：（株）クリップコーポレーション（TEL 052-732-5200）

〈P61〉チャチャルジュース（シーバックソーンジュース）

- 価格：720ml入り1本4500円（税抜き）
- 発売元：（株）宝島ジャパン（TEL 029-886-3706）

〈P62〉黒にんにく（青森県産の黒にんにく）

- 価格：大玉1個500円程度
- 発売元：青森県黒にんにく協会（TEL 0178-56-5317）

〈P62〉ホールフードネクター

● 価格：1リットル入り1本6852円（税抜き）

● 発売元：米国ビアビエンテ社　日本カスタマーサービスセンター（TEL 03-6863-5383）

〈P75〉アマニ油（オメガ社有機亜麻仁油）

● 価格：237ml入り1本1800円（税抜き）

● 発売元：（有）アトワ（TEL 022-716-7538）

〈P75〉ココナッツ油（オメガ社ココナッツオイル）

● 価格：454g入り1本2180円（税抜き）

● 発売元：（有）アトワ（TEL 022-716-7538）

〈P78〉ケフィア（オメガ社ケフィア種菌）

● 価格：5g × 8パック入り1袋2300円（税抜き）

● 発売元：（有）アトワ（TEL 022-716-7538）

〈P78〉プロテクト乳酸菌（プロディア）

● 価格：90粒入り1袋2800円（税抜き）

● 発売元：サントリーウエルネス（株）（TEL 0120-333-310）

付録 2

参考図書一覧

●がんのセルフケア全般

（1）『がんが自然に治る生き方――余命宣告から「劇的な寛解」に至った人たちが実践している9つのこと』ケリー・ターナー著、長田美穂訳（プレジデント社、2014 年）

（2）『がんが自然に消えていくセルフケア――毎日の生活で簡単にできる 20 の実践法』野本篤志著（現代書林、2012 年）

（3）『家族のケアでがんは消える――患者を生還に導く 48 の智恵』野本篤志著（遊タイム出版、2015 年）

（4）『癒す心、治る力――自然治癒力とはなにか』アンドルー・ワイル著、上野圭一訳（角川文庫ソフィア、1998 年）

（5）『がんになっても諦めない（希望の医学）』帯津良一著（世界文化社、2012 年）

（6）『幸せはガンがくれた――心が治した 12 人の記録』川竹文夫著（創元社、1995 年）

（7）『近藤誠のリビングノート――がんを安らかに迎えるための読むセカンドオピニオン』近藤誠著（光文社、1995 年）

（8）『ガンは治る ガンは治せる――生命の自然治癒力』安保徹、船瀬俊介著（花伝社、2007 年）

●食事・栄養について

(9)『がん患者は玄米を食べなさい――科学が証明した「アポトーシス＆免疫力」のすごい力』伊藤悦男著（現代書林、2009 年）

(10)『今あるがんが消えていく食事――進行ガンでも有効率 66.3% の奇跡』済陽高穂著（マキノ出版、2008 年）

(11)『マンガでわかる西式甲田療法――一番わかりやすい実践入門書』甲田光雄著（マキノ出版、2008 年）

(12)『ミネラル革命――微量栄養学の世界的権威が解明！』ゲバルト・シュラウザー著、山本俊一訳（コスモトゥーワン、2006 年）

(13)『病気がイヤなら「油」を変えなさい――危ない“トランス脂肪酸”だらけの食の改善法』山田豊文著（河出書房新社、2007 年）

(14)『食品の裏側――みんな大好きな食品添加物』阿部司著（東洋経済新報社、2005 年）

(15)『腸内フローラ――医者いらずの驚異の力』藤田紘一郎著（宝島社、2015 年）

(16)『汚れた腸が病気をつくる――腸をクリーンにする究極的方法』バーナード・ジェンセン、シルビア・ベル著、月村澄枝訳（ダイナミックセターズ出版、2009 年）

●身体を温めることについて

(17)『「体を温める」と病気は必ず治る――クスリをいっさい使わない最善の内臓強化法』石原結實著（三笠書房、2003 年）

(18)『「石のお風呂」でキレイになる！――まったく新しい「毒出し法」』川田薫著（現代書林、2006 年）

(19)『ガン、難病患者が行列する陶板浴のすごい免疫力』中町ゆかり著（コスモの本、2015 年）

●ストレスマネジメントについて

(20)『サイモントン療法――治癒に導くがんのイメージ療法』川畑伸子著（同文舘出版、2009 年）

(21)『健康遺伝子が目覚めるがんの SAT 療法』宗像恒次、小林啓一郎著（春秋社、2007 年）

(22)『「いのち」が喜ぶ生き方』矢作直樹著（青春出版社、2014 年）

MEMO

MEMO

MEMO

野本篤志
のもと・あつし

1958年茨城県生まれ。がん統合医療コーディネーター。薬学博士。薬剤師。NPO法人緑の風ヘルスサポートジャパン理事長。がん体験者とその家族の会(ラポールの会)代表。一般社団法人日本がん患者サポート協会理事長。東京薬科大学、筑波大学大学院を卒業。藤沢薬品探索研究所主任、同医学調査部課長、アステラス製薬開発本部内分泌領域プロジェクトリーダーを歴任後、母の2度目のがんの体験を機に会社を退職し、「自分の健康は自分で守ろう!取り戻そう!」を合言葉に、統合医療の普及や生活習慣病予防の啓発活動、がん体験者やその家族へのサポート活動を行っている。また、茨城県土浦市の約5000坪の農地に自然療法(森林療法や園芸療法)を体験できる『くぬぎ野ふぁーむ』を創設し自然や農業を中心とした活動を進めている。著書に『がんが自然に消えていくセルフケア』(現代書林)、『家族のケアでがんは消える』(遊タイム出版)がある。

がんを自分で治したい人のセルフケア実践ノート

2015年11月2日　第1刷発行

監修	野本篤志
発行者	長坂嘉昭
発行所	株式会社プレジデント社 〒102-8641 東京都千代田区平河町2-16-1 平河町森タワー13階 編集 (03) 3237-3737　販売 (03) 3237-3731 http//www.president.co.jp/
編集	中嶋 愛
制作	関 結香
装丁・本文デザイン	草薙伸行 ●PLANET PLAN DESIGN WORKS
本文DTP	蛭田典子 ●PLANET PLAN DESIGN WORKS
イラストレーション	みんなのひろば
印刷・製本	凸版印刷株式会社

ISBN978-4-8334-2154-6　Printed in Japan